华佗妙方

对症循古

健必藏神医妙方，弘扬中医药经典方剂

养生

时间岛编辑部◎主编

江西科学技术出版社
江西·南昌

图书在版编目（CIP）数据

华佗妙方 / 时间岛编辑部主编 . -- 南昌 : 江西科学技术出版社, 2025. 7. -- ISBN 978-7-5390-9633-9

Ⅰ. R289.334.2

中国国家版本馆 CIP 数据核字第 2025CV6513 号

华佗妙方
HUATUO MIAOFANG

时间岛编辑部 主编

出版发行 江西科学技术出版社

社址 南昌市蓼洲街 2 号附1号

邮编：330009 电话：（0791）86623491 86639342（传真）

印刷 三河市兴达印务有限公司

经销 全国新华书店

开本 787mm × 1092mm 1/32

字数 45千字

印张 2.5

版次 2025 年 7月第 1 版

印次 2025 年 7月第 1 次印刷

书号 ISBN 978-7-5390-9633-9

定价 29.80 元

国际互联网（Internet）地址：http://www.jxkjcbs.com

选题序号：ZK2025148 赣版权登字：-03-2025-174

责任编辑：饶春垚 杨艺

引·言·

传奇医家华佗，作为中医史上的外科先驱，不仅以内科诊断的精准闻名，更凭借开创性的麻沸散与外科实践，为中医发展开辟新境，至今仍被奉为医界典范。书中系统整理了托名华佗或传自其学术思想的验方，内容涵盖伤寒杂症、痈疽创伤、妇儿五官、皮肤骨伤等诸多领域，这些验方历经岁月沉淀，更显珍贵。

为保留古籍原貌，本书方剂剂量沿用“钱”“两”“分”等古制单位。因古今度量衡差异显著，严禁直接按书中剂量抓药！现代用药剂量需由执业中医师根据药材特性、现代医学标准及患者情况，精准换算并确定。涉及毒性药材或珍稀保护物种的方剂，须由医师依据《中华人民共和国药典》规范谨慎辨别，严格控制剂量，或寻找安全合法的替代品。

中医强调辨证施治，个体体质与病情差异显著，严禁读者自行套用书中方剂。所有验方须在执业中医师严格辨证后，结合现代诊断技术和患者具体情况使用。

目 录

Contents

第一章 华佗其人

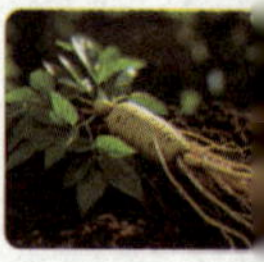

第二章 华佗妙方

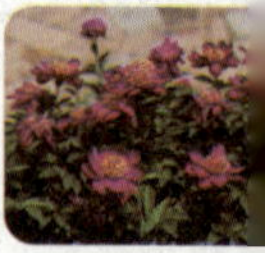

第一章　华佗其人

华佗的人生经历

东汉末年，在沛国谯县（今安徽亳州）的梧桐巷里，石板路上弥漫着药草清苦的雾气。华氏医馆的檐角悬着三串铜铃，在晨风中发出细碎清响。产房内，助产婆正用艾草灰按压新生儿的脐带，忽然瞥见婴孩掌心隐约浮现朱砂色的经络纹路。这异象让在场众人屏息，唯有婴儿的父亲含笑将儿子抱起："此子，当为岐黄中人。"这个被取名为"旉"的孩子，后来改名为"佗"，成为中国古代医学史上最耀眼的星辰之一。

华佗的师父是当地小有名气的医者，七岁的华佗常蹲在青石药碾前，看师父将晒干的草药研磨成细末。某日暴雨初霁，他偷取药柜深处的珍贵药材，学着师父的动作推碾研磨。碾轮与石槽摩擦的"咯咯"声惊飞了檐下筑巢的雨燕，直到暮色染透窗棂，少年才发现自己竟将十两药材尽数碾作绛云般的细尘。"此子灵台澄明，可承衣钵。"从此，医馆后院的紫藤花架下，总见师徒二人对坐辨药。华佗尤爱细嗅各类药材，他能闭目分辨出商陆根的土腥与白蔹皮的苦涩，甚至断言："地骨皮当在霜降后采收，此时苦味最醇。"

十二岁那年，涡河突发洪水，华佗跟随师父救治受灾百姓。在临时搭建的草棚里，他第一次目睹肠痈（阑尾炎）患者痛极而亡的场景。那患者是一壮年船夫，腹部凸起如覆碗的肿块，与《灵枢》所述"痈疽发于内者，其色青黑"截然不同。死者临终前抓挠草席留下的血痕，犹如利刃刻进少年心扉。

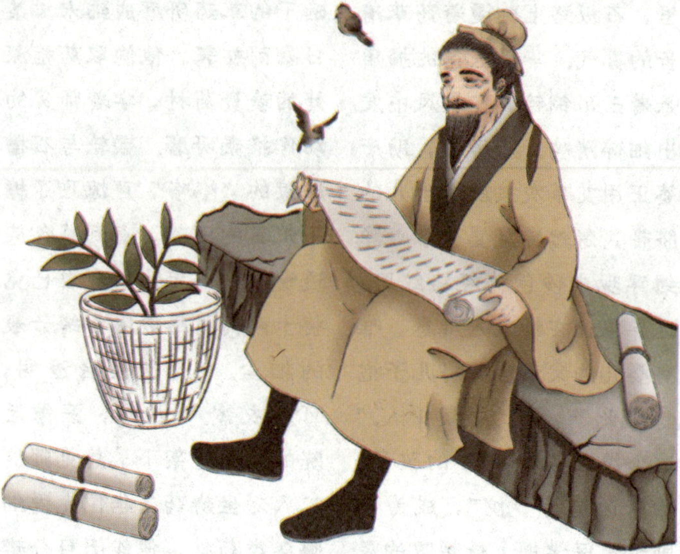

此后三年，华佗学会用银针探查尸身腐坏程度，在竹简绘制的解剖图中标注：“肠痈溃者，其脓黄白相间，如败絮裹蜜。”

十五岁束发之年，华佗进一步踏上求医之路。他先赴洛阳太学，在残存的先秦医籍中寻得《黄帝虾蟆经》，其中关于人体经络与月相变化的记载令他豁然开朗。

三十四岁时，华佗游历至巴蜀，在峨眉山遇见隐士王御医。这位扁鹊学派传人将“禁方书”相授，书中记载的放血疗法与外科技艺，为华佗打开了新世界的大门。

传说，在蜀地行医期间，他完成首例肠痈切除手术。患者是位四十岁的农夫，腹部肿胀如鼓。华佗用烈酒擦拭青铜刀具，切开患者右下腹，取出三寸长的溃烂肠段。术后用桑皮线缝合创口，辅以蒲公英、金银花煎汤清洗，二十日后患者便能下地劳作。这次手术的成功让华佗声名大噪，却也引来“剖割人体有违天道”的非议。

三十九岁时，华佗在徐州创立“济世坊”，这里既是医馆也是学堂。据说，他改良战地救护方法：用蒸煮过的麻布包扎伤口，以柳枝固定骨折肢体。这些措施使伤兵存活率大幅提升。

随着华佗的声名远扬，五十五岁时华佗被曹操征召入许昌。这位枭雄的头痛顽疾每逢政事焦灼便剧烈发作，华佗以银针刺其膈俞穴，疼痛立止，但无法根治。华佗本为士人，不甘心以医术为业长期侍奉权贵，意欲归乡。

不久，华佗以妻子病重为由告假返乡。此后，曹操多次下诏令其返回，并命令地方官府遣送，华佗屡次拖延，拒不上路。

曹操震怒，派人核查，发现华佗妻子无病，华佗属欺瞒之罪，遂将华佗逮捕下狱。

据《后汉书》载，华佗曾对曹操言其头风病根源难除，并提出激进治疗方案："针药所不能及，须剖开头颅，割除病源，乃可除耳。"

此建议令曹操深恶痛绝，认为荒诞不轨，加剧了杀意。

谋士荀彧曾劝谏："佗术实工，人命所悬，宜含宥之。"曹操拒绝，称："不忧，天下当无此鼠辈耶？"最终，华佗于建安十三年（公元208年）前，在许昌狱中被拷问致死。

临死前，华佗将一卷医书（后世称《青囊经》）交予狱吏，称"此可以活人"。狱吏畏惧曹操法令，不敢接受。华佗亦不强求，索火将书焚毁。其医术精华由此失传。

在亳州华祖庵，华佗铜像手执药锄，目光温和地注视人间。每逢瘟疫流行时，当地百姓仍会来此祭拜。药圃里种植的曼陀罗年年盛开，洁白的花朵里仿佛还凝结着千年前的麻沸散药香。

从谯县药童到千秋医圣，华佗用一生诠释了何为“大医精诚”，那双救治过万千病体的手，终究在历史长河中，握住了永恒的医道真谛。

华佗的医学贡献

华佗是东汉末年具有开创性的医学家，其贡献主要体现在外科手术、麻醉技术及预防医学领域。据《后汉书》记载，他实施了中国医学史上最早有文献记录的腹腔手术，为肠痈（阑尾炎）患者进行腹部切开治疗，使用特制器械完成“刳破腹背，抽割积聚”的操作，并以桑皮线缝合创口。手术前让患者以酒服“麻沸散”达到全身麻醉状态，这标志着世界上最早的实用麻醉技术的诞生，其时间比西方早约1600年。不过，麻沸散配方在华佗遇害后彻底失传。

在寄生虫病治疗方面，华佗于公元200年前治愈广陵太守陈登，患者服药后吐出大量寄生虫（《三国志》）。

预防医学领域，华佗创编“五禽戏”导引术（模仿虎、鹿、熊、猿、鸟动作），并推广苍术、艾草烟熏法进行空气消毒以防治瘟疫。其医学思想通过弟子吴普、樊阿等人传承，托名著作《中藏经》中关于“脑户穴禁刺”的记载，经后世证实符合人体解剖危险区的认知。华佗的外科实践和麻沸散应用，开创了中医外科治疗的新途径。

华佗的轶事典故

华佗医虎

广陵城郊，一头瘸腿的老虎趴在华佗的茅屋前低吼。这猛兽被猎人的铁夹所伤，腐肉间蠕动着蛆虫。路过的樵夫吓得魂飞魄散，却见华佗端着麻沸散缓步而出。他轻抚虎额低语："汝亦知疼痛乎？"随后以柳叶刀剔除烂肉，敷上捣碎的车前草。三日后，这山中之王竟叼来一只野鹿作为谢礼。此事在《华佗别传》中有记载，虽是民间传说，却暗合他"众生平等"的医道理念。

五禽戏的诞生趣闻

华佗创编五禽戏的灵感，源自某次山中采药的奇遇。他在峭壁上目睹猿猴攀藤时前肢舒展如弓、岩下猛虎扑食时腰背发力如簧，归途又见麋鹿溪边饮水时颈椎昂然如松。最妙的是观察熊冬眠后的苏醒过程：熊背贴树干上下摩擦。这个动作后被改良为治疗腰肌劳损的"熊运式"。传说彭城有位瘫痪三年的老农，坚持练习鹿戏半年后竟能扶杖而行，这案例被弟子樊阿收录于《华佗方》残卷中。

医者傲骨：宁死不为虎作伥

曹操曾命华佗配制"虎狼散"供将士服用，这种以乌头、麻黄为主的兴奋剂能令人三日不眠。华佗在药方上朱批："此散竭髓焚膏，虽胜战而损国本。"当使者第三次催逼时，他竟将配好的药散尽数倒入涡河。河面翻起白沫，游鱼皆醉浮于水面，百姓方知此药毒性之烈。这种宁死不助纣为虐的风骨，比《后汉书》所载的“耻以医见业”更显医者仁心。

悬壶济世的现代回响

2011年，亳州华祖庵修缮时，意外在梁柱夹层发现漆盒，内藏华佗治疗眼疾的“金针拨障术”图解。这套用金针剥离白内障的技法，与现代眼科手术原理惊人相似。这些跨越千年的医学智慧，如今在西医与中医传承中继续闪耀，恰似华佗墓前那株千年银杏，岁岁枯荣，生生不息。

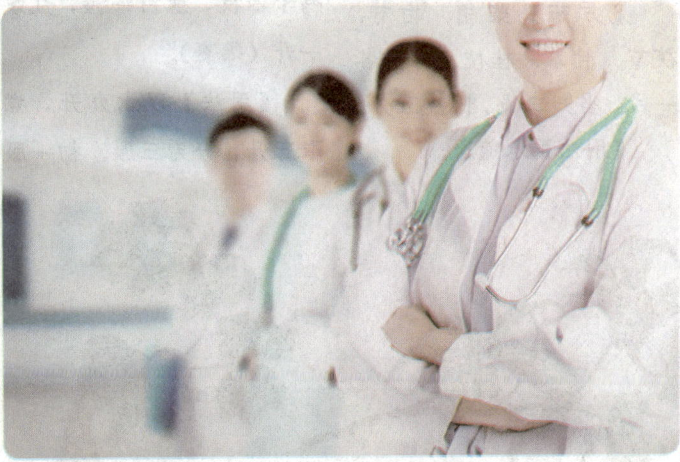

第二章 华佗妙方

第一节 内科妙方

伤寒诸症妙方

【伤寒初起】

【方药】柴胡、白芍、茯苓、甘草、桂枝、麻黄各一钱，当归二钱，陈皮五分。

【用法】水煎服。

【伤寒不汗】

【方药】葛根半斤，乌梅十四枚，葱白一握，豆豉一升（绵裹）。

【用法】以水九升，煮取三升，分为三服。初一服

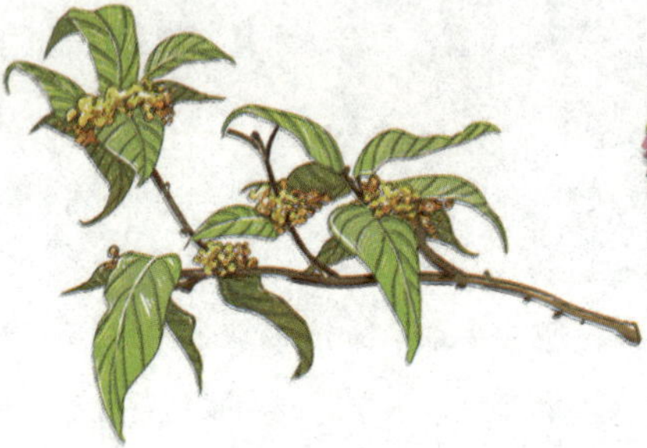

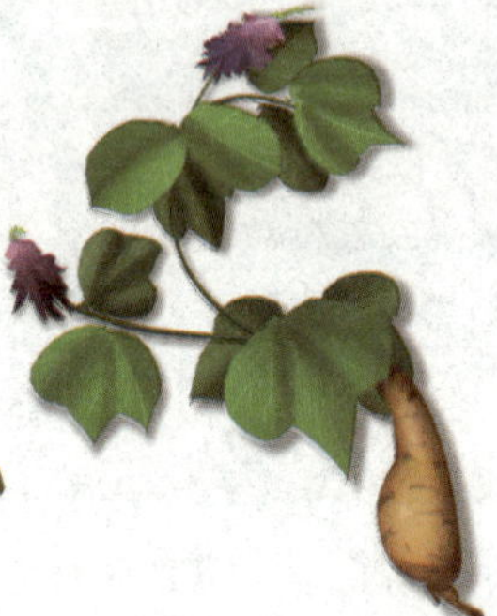

便厚覆取汗，汗出粉之。

【伤寒发狂】

【方药】石膏二钱，黄连一钱。

【用法】研为末，煎甘草水冷服。

【伤寒发黄】

【方药】用麻黄一握（去节、绵裹），陈酒五升。

【用法】煮取半升，顿服，取小汗。春月可用水煎。

【伤寒中风】

【方药】丹砂十二铢，蜀椒、蜀漆、干姜、细辛、黄芩、防已、桂心、茯苓、人参、沙参、桔梗、女萎、乌头各十八铢，雄黄二十四铢，吴茱萸三十铢，麻黄、代赭石各二两半。

【用法】上十八味治，

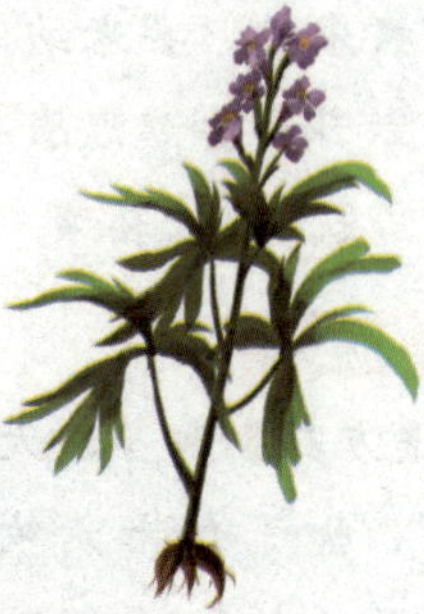

下筛，酒服方寸匕，日三，覆令汗出。

【伤寒衄血】

【方药】牡蛎十分（熬），石膏五分。

【用法】上二味捣末，酒服方寸匕，日三四。亦可蜜丸如梧子大，酒服十五丸。

【伤寒烦渴】

【方药】知母六两，石膏一斤，粳米六合，人参三两，甘草二两。

【用法】先以水一斗二

升，煮米熟，去米纳诸药，煮取六升，去滓温服一升，日三。忌海藻、菘菜。

【伤寒食积】

【方药】黄芩、大黄各五两，栀子仁十六枚，黄连五两（去毛），豆豉一升（熬），甘遂三两，麻黄五两（去节），芒硝二两，巴豆一百枚（去皮及心熬研）。

【用法】上九味捣筛，白蜜和丸如梧子大，服三丸。以吐下为度，若不吐利，加二丸。

【伤寒咳嗽】

【方药】知母二两，贝母、葛根、芍药各三两，石膏四两，黄芩三两，杏仁一两（去皮尖及双仁），栀子仁三两。

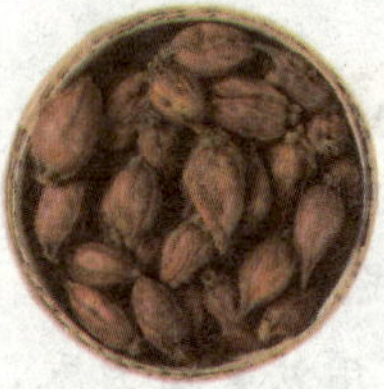

【用法】上八味切，以水七升，煮取二升五合，去滓，分三服。如人行八九里，再服。忌蒜、面七日。

【伤寒口疮】

【方药】升麻、炙甘草各一两，竹叶五分，麦门冬三分（去心），牡丹一分，干枣二十枚。

【用法】上六味，以水四升，煮取一升半。去滓，分五服。含稍稍咽之为度。忌海藻、菘菜、胡荽等。

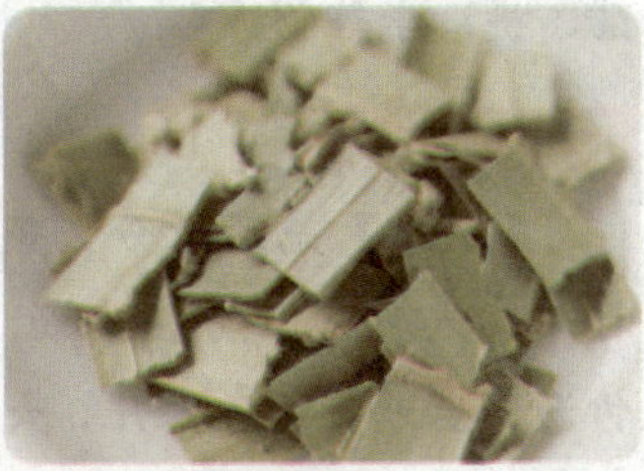

【伤寒不眠】

【方药】肥栀子十四枚、香豉四合（绵裹）。

【用法】以水四升，先煮栀子取二升半，去滓，纳豉，更煮取一升半，去豉，分温再服。得吐止服。

【伤寒喉痛】

【方药】半夏、炙甘草、桂心等分。

【用法】三味药各捣筛毕，更合捣之，以白汤饮服方寸匕，日三服。

【伤寒气喘】

【方药】紫苏一把。

【用法】水煮，稍稍饮之，其喘立止。

【伤寒便秘】

【方药】大黄、厚朴（炙）各二两，枳实（炙）六片。

【用法】以水五升，煮取二升。体强者服一升，羸者服七合。

【伤寒腹胀】

【方药】桔梗、半夏、陈皮各三钱，生姜五片。

【用法】水两碗，煎服。

中风急症妙方

【中风】

【方药】麻黄、防己、人参、黄芩、桂心、白芍药、甘草、川芎、杏仁各一两，防风一两半，半附子一枚，生姜五两。

【用法】先以水一斗一升，煮麻黄三沸，去沫，乃纳诸药，煮取三升，分三服。

【中风口噤】

【方药】淡竹沥一斗，防风、葛根、菊花、细辛、芍药、白术、当归、通草、防己、人参、炙甘草、炮附子、茯苓、玄参各一两，秦艽、生姜各二两，桑寄生三两。

【用法】以淡竹沥煮诸药，得四升，分四次服之。忌海藻、猪肉、生菜、生葱、醋、桃、李等物。

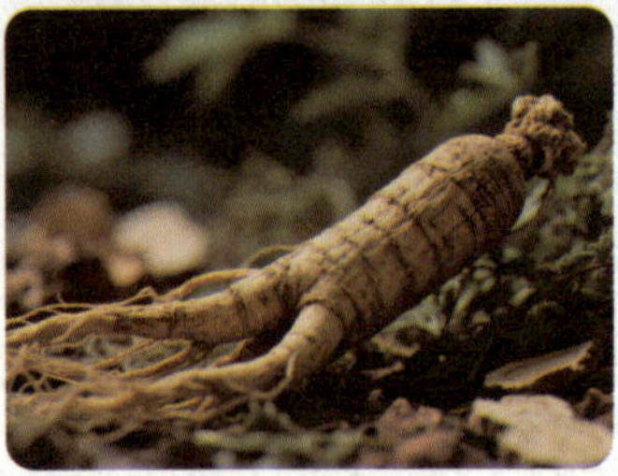

【中风失音】

【方药】羌活十分，炙甘草、人参各二分，荆沥、竹沥、生地黄汁各二升，大附子一枚（炮）。

【用法】以诸药纳三汁中，煎取一升六合，去滓，分二次服。未瘥，四五日更进一剂，取微利。忌面、海藻、菘菜、猪肉、冷水、芜荑、鱼、黏食。

【中风发热】

【方药】大戟、苦参各四两。

【用法】用白醋浆一斗煮沸，洗之。

【中风手足不遂】

【方药】白术、地骨皮、荆实各五升，菊花三升。

【用法】以水三石，煮取一石五斗，去滓，澄清取汁。

【中风半身不遂】

【方药】独活四两，桂心五两，生葛根八两，炙甘草、防风、当归各二两，芍药、附子各一两（炮），半夏一升（洗）。

【用法】上药以水一斗，煮取三升，分为三服，日三，效果显著。忌海藻、菘菜、生葱、猪肉、羊肉等。

痰喘咳嗽妙方

【痰喘】

【方药】半夏二钱，甘草（炙）、皂角各一钱五分，生姜一钱。

【用法】水煎服，至愈

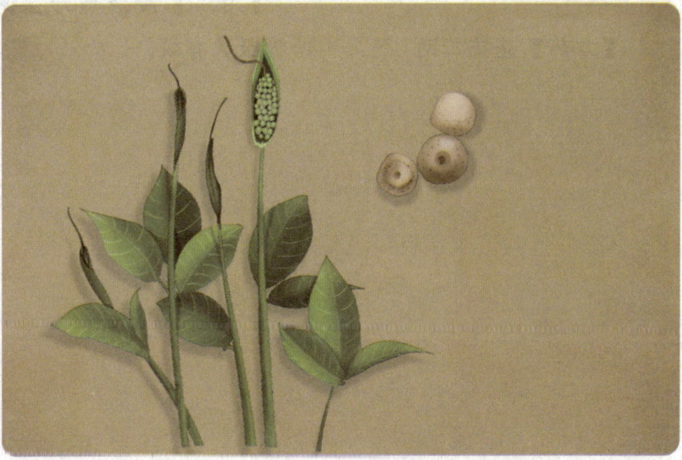

乃止。

【咳嗽】

【方药】紫菀五钱，五味子一两，桂心二两，麻黄（去节）四两，杏仁（去皮尖碎之）七十枚，干姜四两，甘草（炙）二两。

【用法】上药以水九升，煎取二升半，去滓，温服七合，日三。

【咳嗽有痰】

【方药】芫花二两。

【用法】煮汁，去滓，和饴糖熬膏，每服枣许。

【风痰】

【方药】知母、贝母各一两。

【用法】为末，每服一钱，用姜三片，二面蘸末，细嚼咽下，即卧，其嗽立止。

【痰哮】

【方药】海带四两。

【用法】浸透煎汁，调饴糖服，有效。

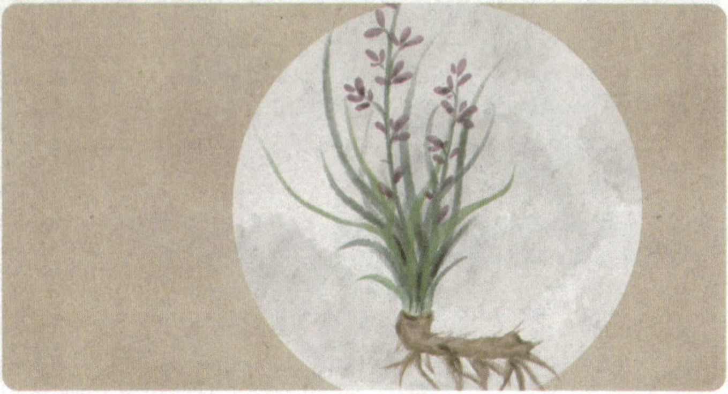

【喘急】

【方药】桔梗一两。

【用法】捣为散，用童子小便半升，煎取四合，去滓温服。

消渴妙方

【消渴】

【方药】麦门冬、茯苓、黄连、石膏、葳蕤各八分，人参、黄芩、龙胆各六分，枳实五分，升麻四分，生姜、枸杞子、栝楼根各十分。

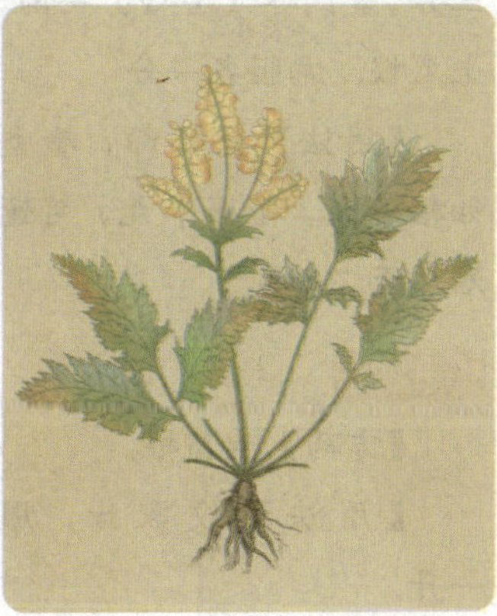

【用法】上为末（上述药材研磨为末），蜜丸如梧子大，以茆根一升，粟米三合，煮汁服十丸，日再。

【内消】

【方药】枸杞枝叶一斤，栝楼根、黄连、石膏各三两，甘草（炙）二两。

【用法】上五味，以水一斗，煮取三升，去滓，分温五服，日三夜五。

疟疾妙方

【疟疾】

【方药】常山、甘草（炙）、大黄、桂心各四分。

【用法】上四味末之，蜜为丸，如兔屎，每欲发，服六丸，饮下之。欲服药，先进少热粥良。

【温虐】

【方药】知母六两，石膏一斤，甘草二两（炙），粳米六合。

【用法】上四味，以水一斗二升，煮取米烂，去滓，加桂心三两，煎取三升，分温三服，覆令汗，先寒发热，汗出者愈。

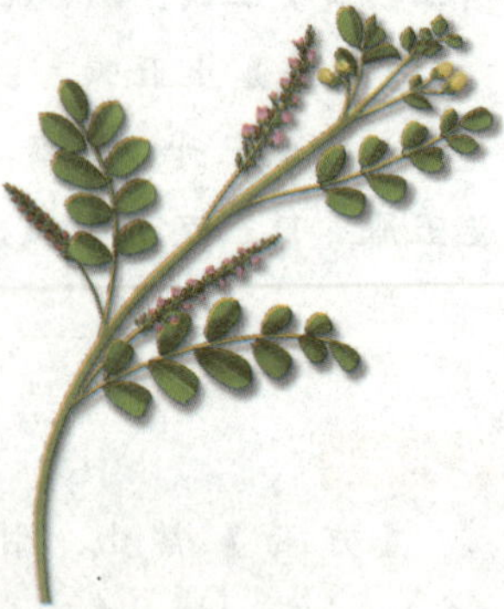

内科杂病妙方

【夏季中暑】

【方药】人参一两，青蒿三两，香薷三钱，白术五钱。

【用法】水煎服。

【眩晕】

【方药】人参、当归、防风、黄芪、芍药、麦门冬各一两，独活、白术、桂心各二两。

【用法】上以水一斗，煮取三升，分三服。

【小便频数】

【方药】黄连、苦参各二分，麦门冬（去心）一两，土瓜根、龙胆各一分

【用法】上捣筛，蜜丸如梧子大，每服十丸，可逐渐加至二十丸。

【干呕】

【方药】生葛根。

【用法】绞取汁，服一升。

【呕吐酸水】

【方药】黄连六分，吴茱萸一分。

【用法】煎汤饮。

【头疼】

【方药】蔓荆子、白芷、甘草、半夏、细辛各一钱，川芎五钱。

【用法】以酒煮，一醉即愈，不知再服。

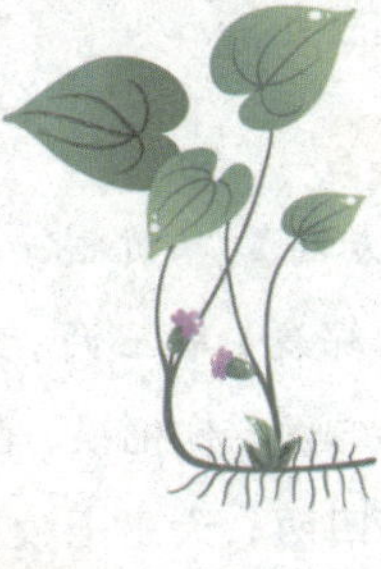

【不眠】

【方药】灯心草一握。

【用法】睡前煎汤代茶饮，即得安睡。

【脚气初发】

【方药】胡麻叶。

【用法】捣、蒸、薄裹，日二易即消；若冬月取蒴藋根切捣，和糟三分，根一分，合蒸令热，裹如前法，效。

【心痛】

【方药】吴茱萸、干姜各一两半，桂心、人参、橘皮、蜀椒、甘草（炙）、黄芩、当归各一两，白术一两，附子（炮）一两半。

【用法】上捣筛为散，蜜丸如梧子大，每服五丸，日三服，可逐渐加至十二丸。

【虚劳失精】

【方药】人参二两，桂心、牡蛎、薯蓣、黄柏、细辛、附子（炮）、苦参各三分，泽泻五分，麦门冬（去心）、干姜、干地黄各四分，菟丝子二分。

【用法】上捣合，蜜为丸，酒服如梧子大三丸。

【痴呆】

【方药】人参、柴胡、当归、半夏、酸枣仁、菖蒲各一两，茯苓三两，白芍四两，甘草、天南星、神曲、郁金各五钱，附子一钱。

【用法】十碗水煎取一碗，强饮之。

【中贼风】

【方药】桂心、防风、黄芩、干姜、茱萸、秦艽、

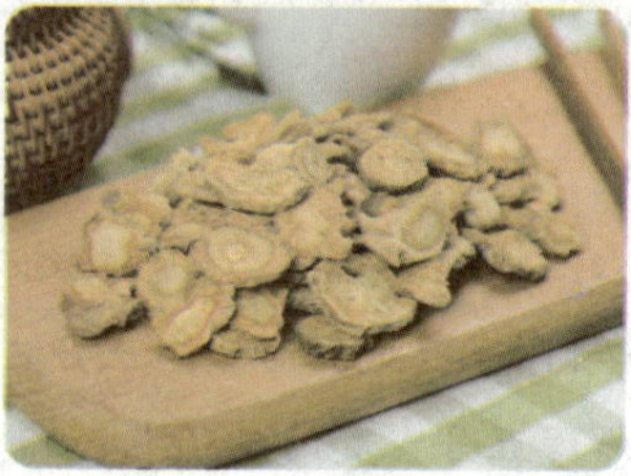

甘草各三两。

【用法】用水五升，煮取一升半，分再服，以愈为止。

【水肿】

【方药】葶苈子（炒黑）、甘遂各一两，吴茱萸四两。

【用法】上三味别捣，异下筛，和以蜜，丸如梧子大，服五丸。

【盗汗】

【方药】麻黄根、牡蛎（碎之，绵裹）各三两，黄芪、人参各二两，枸杞根、白皮、龙骨各四两，大枣七枚。

【用法】上以水六升，煮取二升五合，去滓，分温六服，如人行八九里久，中间任食，一日令尽。禁蒜等物。

第二节　外科妙方

痔疮妙方

【血箭痔】

【方药】百草霜四两，黄芩、栀子各一两，黄连、槐花、地榆各五钱。

【用法】共为末，糊为丸，每服三钱，清汤下。

【痔疮作痒】

【方药】猪大肠六两，蚯蚓十余条。

【用法】煮融，去蚓食肠。

【痔疮出血】

【方药】当归尾一钱五分，生地二钱，赤芍一钱，黄连二钱，枳壳一钱，炒黄芩一钱，炒槐角三钱，炒地榆二钱，炒荆芥一钱，升麻五分，天花粉八分，甘草五分，生侧柏二钱。

【用法】水煎服，三四剂后，即痛止肿消。

【痔疮肿痛】

【方药】以壁上背包蜒蚰一个。

【用法】捣为泥，入冰片、薄荷少许，同敷。

【鸡冠痔】

【方药】黄连末。

【用法】敷之，加赤小豆末尤效。

痈疽疮毒妙方

【阳证痈疽】

【方药】金银花四两，蒲公英二两，生甘草二两，当归二两，天花粉五钱。

【用法】水煎服。

【阴证痈疽】

【方药】附子三钱，人参三两，生黄芪二两，当归一两，金银花三两，白芥子二钱。

【用法】各为细末，油中少煎，藏瓷罐内候用。每一个约用两余，若系背疽，需用二两以上。

【腰痈】

【方药】白术一两，杜仲一两，当归一两，金银花三两，防己一钱，豨莶草三钱。

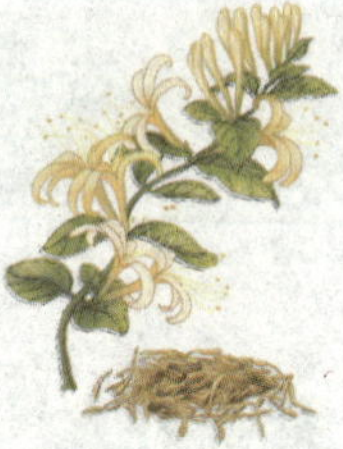

【用法】水煎服。

【肺痈】

【方药】玄参二两，麦冬三两，生甘草五钱，金银花十两。

【用法】水煎服。

【肝痈】

【方药】白芍三两，当归二两，炒栀子三钱，生甘草三钱。

【用法】水煎服。

瘤妙方

【肉瘤】

【方药】水银一钱，儿

茶一钱，冰片三分，硼砂一钱，麝香三钱，黄柏五钱，血竭三钱。

【用法】共为细末，擦其根部，随擦随落。

【骨瘤】

【方药】乌贼鱼骨一钱，白石英二分，石硫黄二分，钟乳三分，紫石英二分，干姜一钱，丹参八分，琥珀一钱，大黄一钱，附子三分，朝燕屎一钱，矾石一钱。

【用法】水煎服，十剂全消。

【发瘤】

【方药】生肌散（人参、乳香、没药、象皮、广木香各一钱，轻粉五钱，三七、麒麟血竭、千年石灰各三钱，冰片三分，儿茶二钱）。

【用法】发生于耳后发下寸许，按之不痛，用针刺破，挤尽粉发，用生肌散敷之，立愈。

【气瘤】

【方药】沉香一两，木香二两，白芍四两，白术八两，人参二两，黄芪八两，枳壳一两，槟榔一两，茯苓四两，香附二两，附子五钱，天花粉四两。

【用法】各为细末，蜜为丸，每日服三钱。

治疗妙方

【唇疔】

【方药】乌柏叶或根。

【用法】捣汁服数杯。

【人中疔】

【方药】瑞香花叶十四

瓣，盐十四粒，饭十四粒。

【用法】共捣烂，敷于疮上，日夜换之，极有效。

【刀镰疔】

【方药】明矾三钱（研末），葱白七个（捣烂）。

【用法】分为七剂，每剂以热酒送下，服下即卧，覆被取汗。

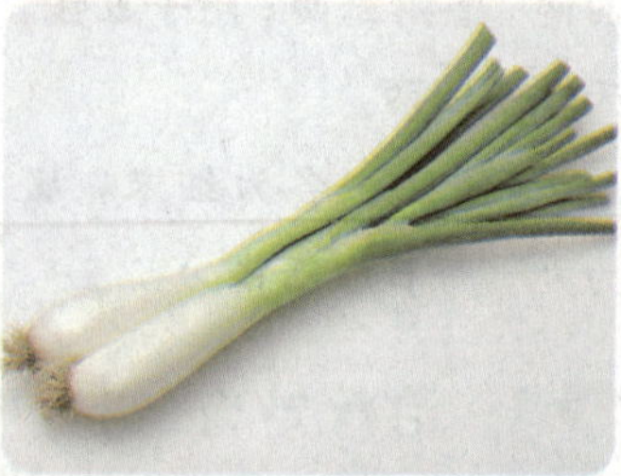

【羊毛疔】

【方药】紫花地丁一两，金银花三两，白矾、甘草各三钱。

【用法】水煎服。

外科杂病妙方

【无名恶疮】

【方药】硼砂、黄丹、硇砂、巴豆（去油）、人言各一钱，朱砂二钱，斑蝥、蟾酥、乳香、血竭、没药各三钱，麝香、半夏各五分。

【用法】共研细末，用第一次生小儿乳汁捣蜗牛为丸，如绿豆大，每服五七丸，各随症饮送下，亦分上下前后服之。

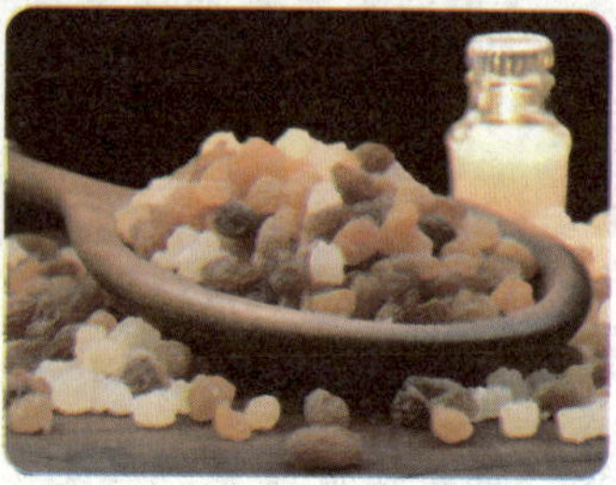

【风毒】

【方药】沉香、丁香、

木香各五分，乳香六分，麝香一分。

【用法】共研匀，将大核桃壳半个，内容药末至将满，覆痛处，外灸以艾团一二壮，不觉热；十余壮，稍觉痛，即愈。

【诸疮不破头】

【方药】硇砂二钱五分，白丁香、轻粉各一钱五分，巴豆五分。

【用法】共为细末，以醋调涂疮上，头自破。

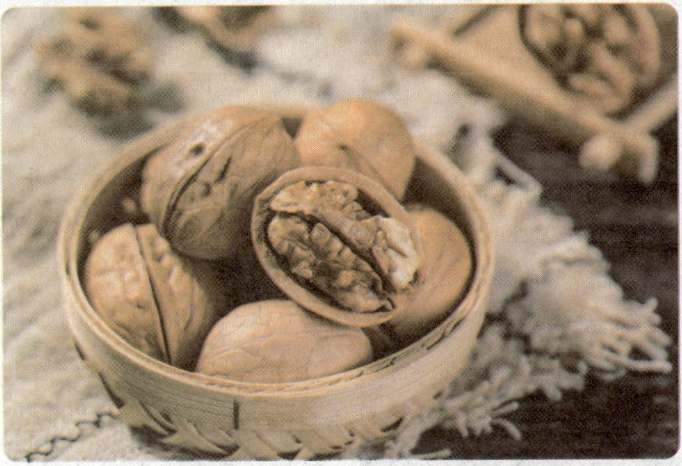

第三节　妇科妙方

月经诸疾妙方

【月经不通】

【方药】桃仁、朴硝、牡丹、射干、土瓜根、黄芩各三两，芍药、大黄、柴胡各四两，牛膝、桂心各二两，水蛭、虻虫各七十枚。

【用法】上十三味，以水九升，煮取二升，去滓，分三次服。

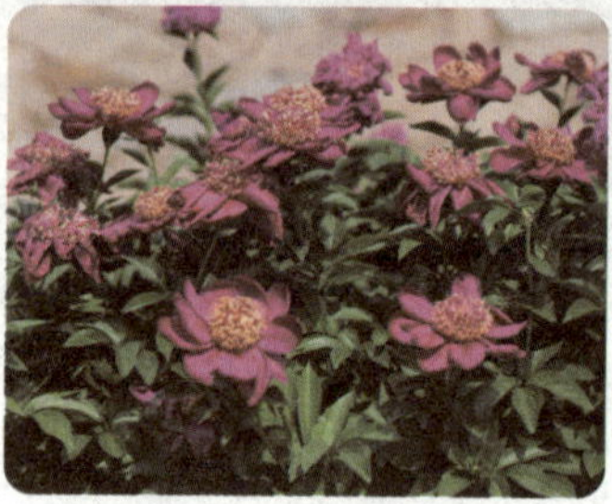

【室女经闭】

【方药】黄芩、牡丹、桃仁、瞿麦、川芎各二两，芍药、枳实、射干、海藻、大黄各三两，虻虫七十枚，蛴螬十枚，水蛭五十枚。

【用法】以上水一斗，煮取三升，分三服。服两剂后，灸乳下一寸黑圆际各五十壮。

【经前腹痛】

【方药】当归尾、川芎、赤芍、丹皮、香附（制）、元胡索各一钱，生地黄、红花各五分，桃仁二十五粒。

【用法】水煎服。瘠体

加黄芩、黄连各一钱。肥体加枳壳、苍术各一钱。

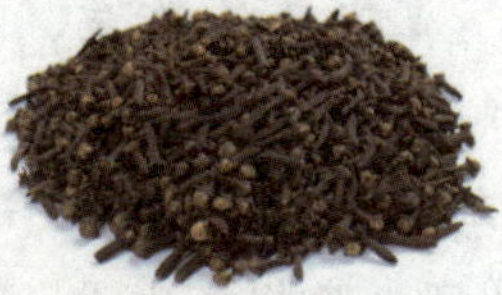

【经来呕吐】

【方药】白术一钱，丁香、干姜各五分。

【用法】上捣，筛为散，空腹米汤下。

【经来色淡】

【方药】人参、白术、茯苓、归身、川芎、熟地黄、

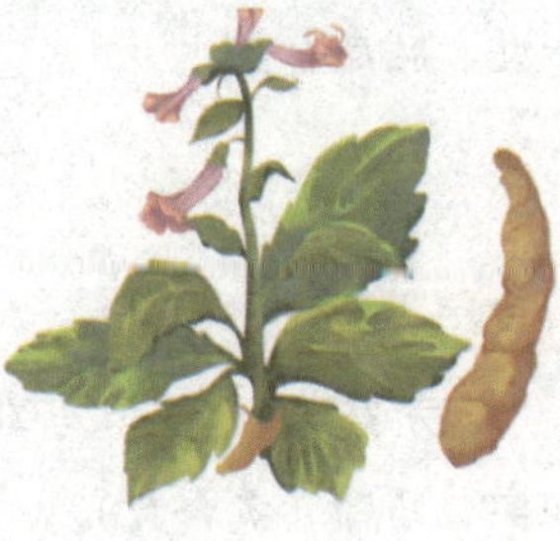

黄芪（炙）、香附（制）各一钱，甘草（炙）五分。

【用法】姜枣引，水煎服。

【经来声哑】

【方药】生地黄、天门冬、肉苁蓉、当归各五钱，细辛五分。

【用法】水煎服。

【经来色黄】

【方药】当归、乌药、川芎、元胡索、香白各八钱，熟地黄一钱。

【用法】姜枣引，水煎空腹服。

【经后腹痛】

【方药】人参、香附、白术（醋炒）、茯苓、当归、川芎、白芍、生地黄各一钱，甘草（炙）、木香各五分，青皮七分。

【用法】姜枣为引，水煎服。

带下诸病妙方

【带下】

【方药】枸杞一升，生地黄五升。

【用法】以酒一斗，煮取五升，分三服。

【白带】

【方药】冬术五钱，茯苓、红鸡冠花各三钱，车前子一钱五分。

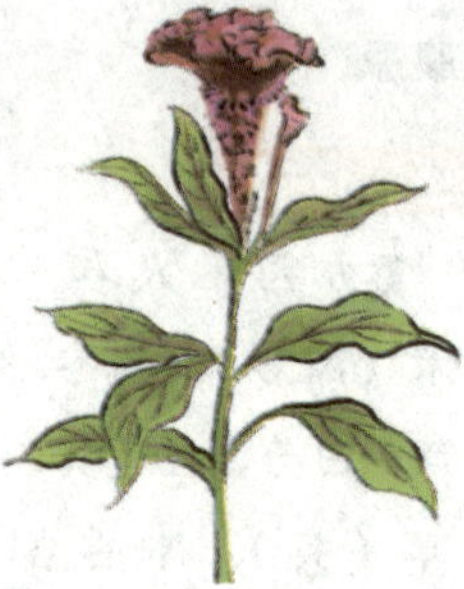

【用法】水煎服。

【白浊】

【方药】陈皮、半夏（制）、茯苓、白术、益智仁（盐水炒研）、苍术各一钱，升麻、柴胡各七分，甘草（炙）五分，生姜五片。

【用法】水煎服。

【带下有脓】

【方药】白芍、白矾各五钱，白芷一两，单叶红蜀葵二两。

【用法】上为末，蜡和丸梧子大，空腹及食前各服十丸，脓尽自愈。

乳疾妙方

【乳痈初起】

【方药】大黄，芍药，枳实，马蹄（炙令黄）。

【用法】上四味，各等分为末，酒服方寸匕，覆取汗，当睡着，觉后肿处散不痛，经宿乃消，忌冲风寒食。

【乳肿】

【方药】桂心、甘草各二分，乌头（炮）一分。

【用法】共为末，和苦酒涂纸覆之，脓既化为水。

【妒乳】

【方药】连翘、升麻、杏仁（去皮尖）、射干、防己、黄芩、大黄、芒硝、柴胡各三两，芍药、甘草（炙）各四两。

【用法】以上水九升，煮取三升，分服。

【乳吹】

【方药】砂仁五分（研），冬葵子八分（研），蒲公英五钱，栝楼仁三钱。

【用法】水煎服。

【无乳汁】

【方药】母猪蹄四枚，土瓜根、通草、漏芦各三两。

【用法】先将蹄洗净，以水二斗，煮取一斗，去蹄，纳诸药其中，煮取六升，去滓，纳葱白、豉，著少米，煮作稀粥，食后觉微热有汗佳。

【乳汁过多】

【方药】麦芽（炒）三钱。

【用法】煎浓汁饮之，日凡一次，乳汁自能减少。不可多服，以乳汁减至适量为度。

【乳汁不下】

【方药】鲫鱼长七寸一尾，豚脂半斤，漏芦、石钟乳各八两。

【用法】上以清酒一斗二升合煮，鱼熟药成，绞去滓，适寒温，分五服。其间相去须臾，一饮令药力相及为佳，乳即下。

【乳汁过少】

【方药】猪蹄四枚，黄芪八两，干地黄、当归、川断各四两，牛膝二两。

【用法】同煮绞浓汁，入蜜四两，熬如饴。每温酒服一匙，乳汁自能增多。

阴处诸病妙方

【阴脱】

【方药】当归、黄芩、牡蛎（熬）各二两，芍药一两半，猬皮一两。

【用法】上捣散，酒下方寸匕，日三，禁举重。

【阴痛】

【方药】防风三两，大戟二两，蕲艾五两。

【用法】上以水一斗。煮取五升，温洗阴中，日可三度，良。

【阴肿】

【方药】白矾（熬）一分，大黄一分，甘草（炙）半分。

【用法】上捣筛，取枣大绵缠，导阴中，二十日即愈。

【阴疮】

【方药】川芎、藜芦、

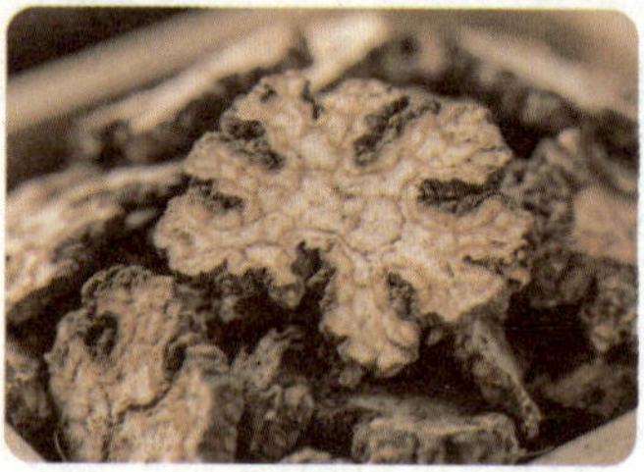

雄黄、丹砂、蜀椒、细辛、当归各一分。

【用法】上捣散。取方寸匕，绵裹纳阴中。

妇人杂病妙方

【妇人不孕】

【方药】朴硝、牡丹、当归、大黄、桃仁各三铢，厚朴、桔梗、人参、茯苓、桂心、甘草、牛膝、橘皮各二铢，附子六铢，虻虫、水蛭各十铢。

【用法】以上清酒、水各五升，合煮取三升，日三夜一，分四服。

【妇人黄瘕】

【方药】皂荚（炙，去皮、子）、蜀椒各一两，细辛六分。

【用法】上捣散，以三角囊大如指，长二寸贮之，

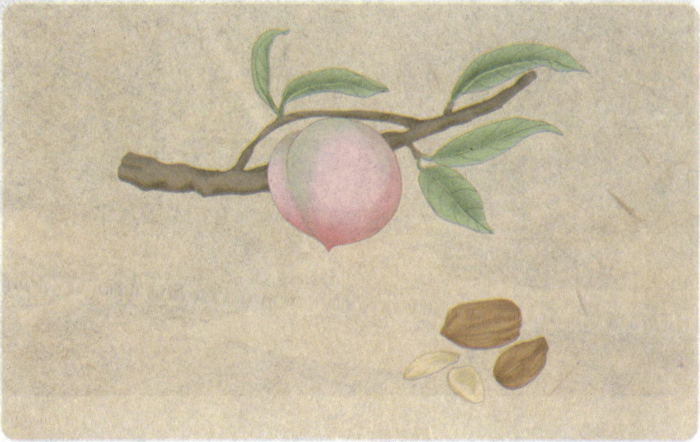

取纳阴中，闷则出之，已则复纳之，恶血毕出，乃洗以温汤。三日勿近男子。

【妇人脂瘕】

【方药】皂荚（去皮、子）十八铢，矾子（烧）六铢，五味子、蜀椒、细辛、干姜各半两。

【用法】上捣散，以香脂和如大豆，着男子阴头，以合阴阳，不三行，其瘕乃愈。

【妇人鳖瘕】

【方药】大黄六分，干姜、侧子各半分，附子、人参各九铢，䗪虫（熬）一寸匕，桂心一两六铢，细辛、土鉏各十八铢，白术一两。

【用法】上捣散，酒下方寸匕，日三，瘕自下。

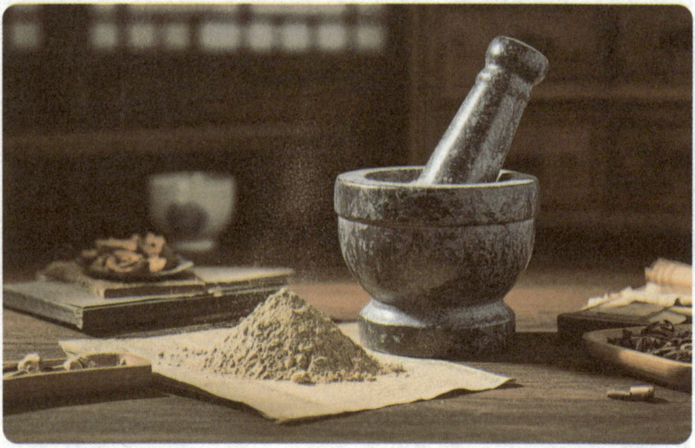

第四节　产科妙方

妊娠诸病妙方

【安胎】

【方药】厚朴（姜汁炒）、蕲艾（醋炒）各七分，当归（酒炒）、川芎各一钱五分，黄芪、荆芥穗各八分，菟丝子（酒泡）一钱，白芍（酒炒）二钱，羌活、甘草各五分，枳壳（麸炒）六分。

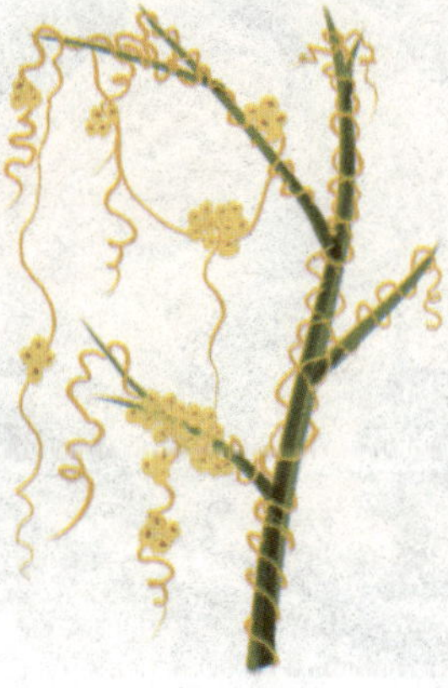

【用法】上以水二碗，煎取一碗，临服时再用贝母去心为末一钱，以药冲服。

【妊娠恶阻】

【方药】半夏、生姜各三十铢，干地黄、茯苓各八十铢，橘皮、旋覆花、细辛、人参、芍药、川芎、桔梗、甘草各十二铢。

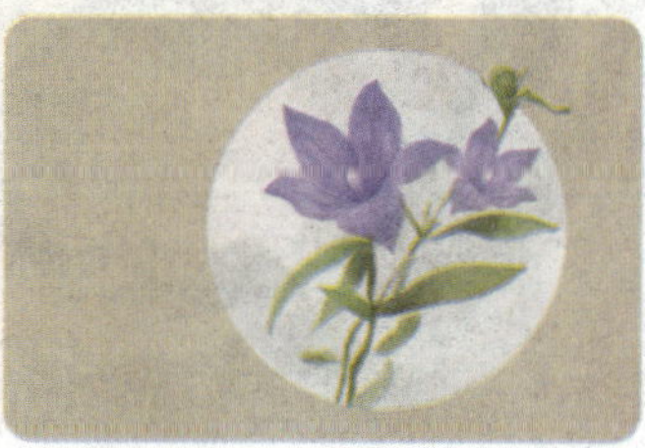

【用法】上以水一斗，煮取三升，分三服。

【妊娠呕吐】

【方药】青竹茹、橘皮各十八铢，茯苓、生姜各一两，半夏三十铢。

【用法】以水六升，煮取二升半，分三服，不瘥重合。

【妊娠吞酸】

【方药】人参、白术、半夏、陈皮、茯苓、甘草（炙）、枳实（炒）、神曲（炒）、砂仁（研）各五分。

【用法】姜引水煎，食后服。

【妊娠心痛】

【方药】青竹茹一升，白蜜三两，羊脂八两。

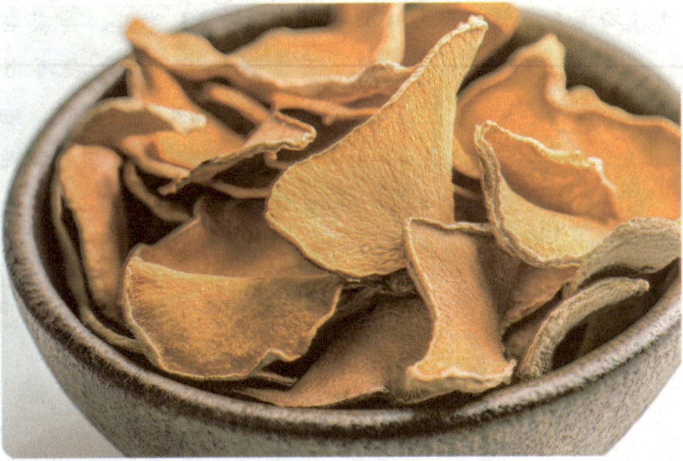

【用法】上三味合煎，食前服，如枣核大三枚，日三。

【妊娠伤寒】

【方药】石膏八两，大青、黄芩各三两，葱白一升，前胡、知母、栀子仁各四两。

【用法】水七升，煮取二升半，去滓，分五服，相去如人行七八里久，再服。

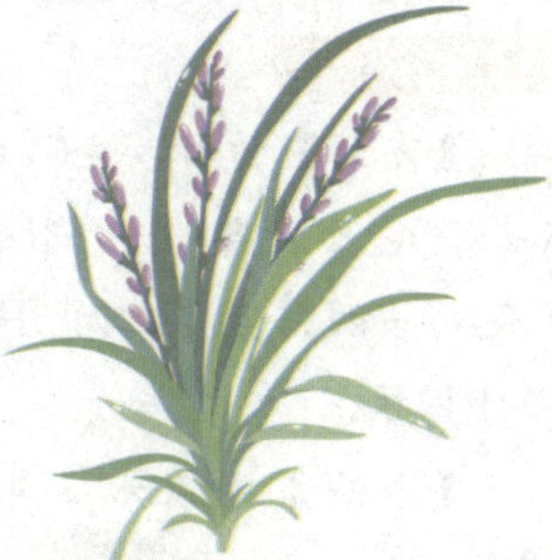

【妊娠子肿】

【方药】大腹皮、生姜皮、桑白皮、茯苓皮、白术、紫苏各三铢，大枣三枚。

【用法】水煎汤，另以木香磨浓汁三匙，冲服。

【妊娠子满】

【方药】白术、黄芩、紫苏叶、枳壳、大腹皮各一钱半，砂仁（研）五分，甘草（炙）三分，生姜八分。

【用法】水煎，空腹服。

【妊娠子烦】

【方药】竹沥一升，麦冬、防风、黄芩各三两，茯苓四两。

【用法】上以水四升，合竹沥煮取二升，分三服。不瘥再作。

【妊娠子悬】

【方药】紫苏、橘皮、大腹、川芎、白芍、当归各一钱，潞党、甘草（炙）各五分，生姜一钱半，葱白七寸。

【用法】水煎，空腹服。

产后妙方

【产后血晕】

【方药】荷叶（炙）两枚，蒲黄一两，甘草（炙）二两，白蜜一匙，地黄汁半升。

【用法】上以水三升，煮取一升，去滓，下蒲黄、蜜、地黄汁，暖服。

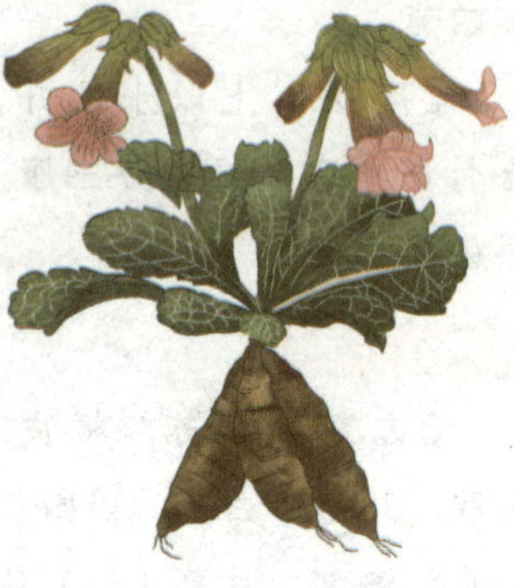

【产后余血不尽】

【方药】生地黄汁一升，芍药、甘草（炙）各二两，丹参四两，蜜一合，生姜汁半合。

【用法】以上水三升，煮取一升，去滓，纳地黄汁、蜜、姜汁，微火煎一二沸，一服三合，日二夜三。

【产后烦闷】

【方药】竹叶、麦门冬（去心）、小麦各一升，甘草（炙）一两，生姜二两，大枣十四枚。

【用法】上以水一斗，煮竹叶、小麦，取八升，去滓，纳余药，煮取三升，去滓，分服。心虚悸加人参二两；少气力加粳米五合。

【产后便秘】

【方药】人参、麻子仁、枳壳（麸炒）。

【用法】上共捣筛，蜜和丸，梧子大，每服五十丸，米汤饮下。

【产后遗溺】

【方药】白薇、芍药各一两。

【用法】共捣末，酒下一钱，日三。

【产后自汗】

【方药】猪膏、生姜汁、白蜜各一升，清酒五合。

【用法】上煎令调和，五上五下，膏成，随意以酒服方寸匕。

【产后腰痛】

【方药】败酱、当归各八分，川芎、白芍、桂心各六分。

【用法】水煎分二次服

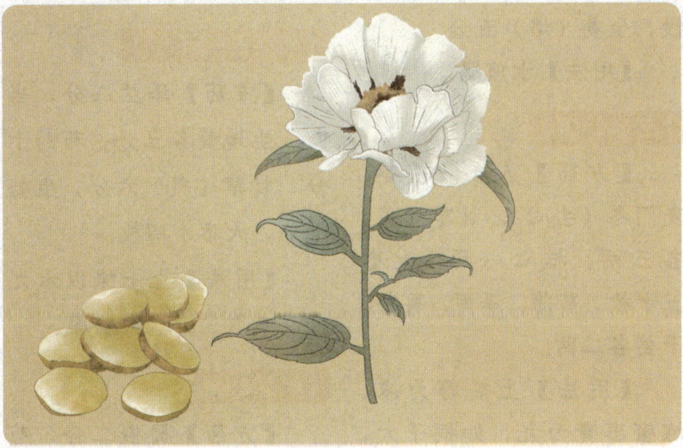

之，忌葱。

【产后食阻】

【方药】白术五两，生姜六两。

【用法】上以水酒各二升，缓火煎取一升，分二次。温服之。

【产后呕吐】

【方药】赤芍、半夏（制）、泽兰叶、橘皮（去白）、人参各二钱，甘草（炙）一钱，生姜（焙）五分。

【用法】水煎服。

【产后心悸】

【方药】人参、茯苓、麦门冬（去心）、甘草（炙）各三两，桂心一两，大枣五十枚，菖蒲、泽泻、薯芋、干姜各二两。

【用法】上捣筛为末，炼蜜枣膏为丸，如桐子大，空腹酒下二十丸，日三夜一。不知稍增至三十丸。

【产后气喘】

【方药】人参一两（研末），苏木二两。

【用法】水二碗，煎苏木约一碗，调参末服下。

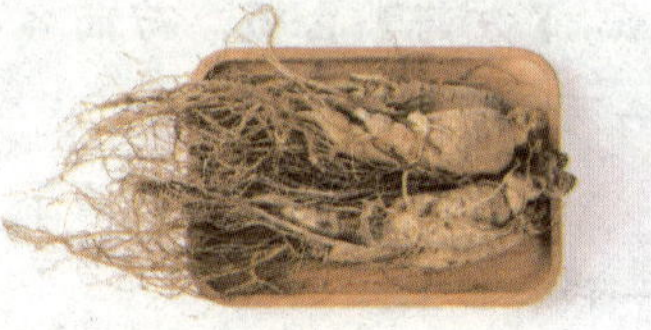

【产后恶露不绝】

【方药】泽兰八分，当归、生地黄各三分，芍药十分，甘草（炙）六分，生姜十分，大枣十四枚。

【用法】上七味以水九升，煮取三升，分三服。

【产后心痛】

【方药】蜀椒二合，芍

药三两，半夏、当归、桂心、人参、甘草（炙）各二两，生姜汁五合，茯苓二两，蜜一升。

【用法】上以水九升，煮椒令沸，下诸药，煮取二升半。去滓，下姜汁、蜜等，更煎取三升，一服五合，渐至六合尽，勿冷餐。

【产后腹痛】

【方药】当归、芍药、干姜、川芎各六分。

【用法】上四味捣散，酒下方寸匕，日三。

【产后虚热头痛】

【方药】白芍药、干地黄、牡蛎各五两，桂心三两。

【用法】水一斗，煮取二升半，去滓，分三次服，日三服。

【产后惊风】

【方药】荆芥穗（焙研）、黑豆（炒焦）各二钱。

【用法】入醇酒一碗，煎数沸，趁热灌入。

【产后风痉】

【方药】甘草、干地黄、麦门冬、麻黄各十两，栝楼根、川芎、黄芩各二两，杏仁五十枚，葛根半斤。

【用法】以水一斗五升，酒五升，合煮葛根，取八升，去滓，纳诸药，煮取三升，去滓，分两次服。

【产后口渴】

【方药】栝楼四两，麦门冬（去心）、人参、干地黄各三两，甘草（炙）二两，干枣二十枚，土瓜根五两。

【用法】以水八升，煮取二升半，分三次服。

第五节　儿科妙方

初生诸病妙方

【浴儿】

【方药】桃根、李根、梅根各八两。

【用法】上三味，以意着水多少，煮令三四沸，以浴儿，能除诸疮。

【小儿胎毒】

【方药】甘草一指节长（炙碎）。

【用法】以水二合，煎取一合，以绵染点口中。

【初生儿不小便】

【方药】人乳四合、葱白一寸。

【用法】上二味相和，煎之，分为四服，即小便利。

【初生儿惊痫】

【方药】钩藤二分，知母、子芩各四分，甘草（炙）、升麻、沙参各三分，寒水石六分，蚱蝉（去翅炙）一枚，蜣螂（炙）三枚。

【用法】上九味捣筛，以好蜜和薄泔，着铜钵，于沸汤上调之，搅不停手，如饴糖，煎成稍稍别出少许，一日啖如枣核大一枚，日夜五六次，五六日啖三枚。百日儿四枚，二百日至三百日儿五枚，三岁儿啖七枚。

【初生儿呕吐不止】

【方药】人乳二合，瞿麦少许，盐两粟米大。

【用法】上三味，煎三两沸。

常见病妙方

【小儿食积】

【方药】生地黄汁、生姜汁各三合，诃黎勒四分（研蜜），白蜜一匙。

【用法】上相和，调匀，分温服之，微利尤良。

【小儿气痛】

【方药】木瓜根、芍药、当归各一两。

【用法】上以水一升，煮取一升，服五合，日二。

【小儿腹痛】

【方药】鳖甲（炙）、郁李仁各八分，防葵、人参各五分，诃黎勒皮七颗，大黄四分，桑菌三分。

【用法】上七味捣筛，蜜丸，大小量之，以水饮乳，服五丸至十丸。

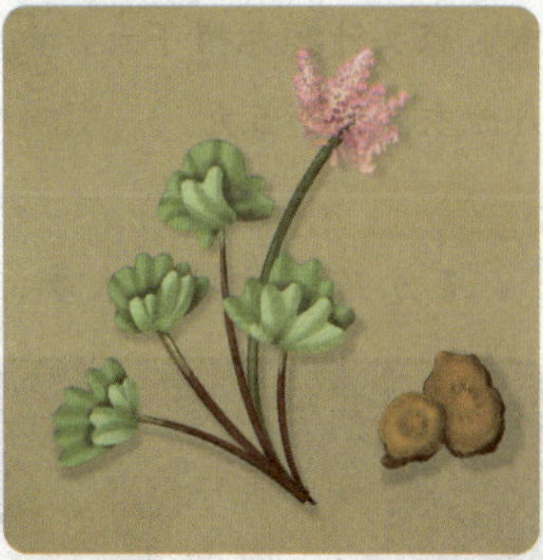

【小儿腹胀】

【方药】甘草（炙）、鳖甲（炙）、柴胡、茯神、子芩各六分，诃黎勒皮十分，槟榔（带皮研）三颗，芍药、橘皮各三分，生姜、当归各四分，知母五分，大黄八分。

【用法】上以水一升半，煎取七合，分为数服。

【小儿胃痛】

【方药】白羽乌骨鸡屎五钱（曝干），松脂五钱。

【用法】上二味，共研末，葱头汁和丸梧子大，黄丹为衣，醋下五丸。

【小儿惊悸】

【方药】钩藤、人参、蚱蝉（炙）、子芩各一分，蛇蜕皮（炙）三寸，龙齿四分，防风、泽泻各二分，石膏（碎）一两，竹沥一瓶。

【用法】上以水二升，并竹沥煎取七合，分数次服之，以瘥为度。

【小儿夜啼】

【方药】川芎、防己、白术各二分。

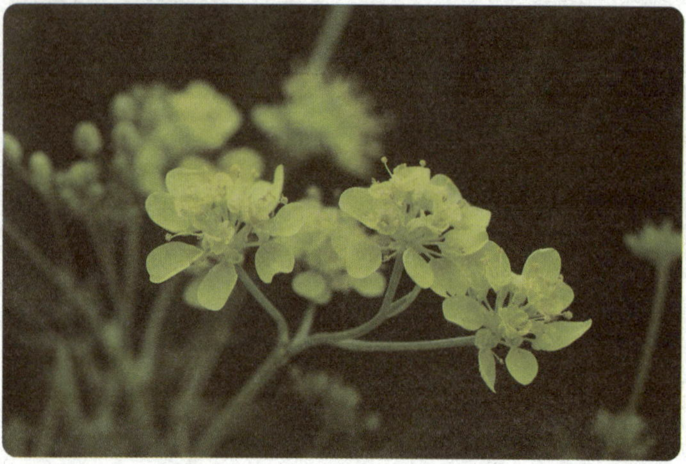

【用法】上捣筛为散，和以乳，量其多少，与儿服之。

【小儿客忤】

【方药】龙胆、钩藤皮、柴胡、黄芩、桔梗、芍药、人参、当归、茯神、甘草（炙）各一分，蜣螂（炙）二分，大黄四分。

【用法】上以水一升，煎取五合。儿生一日至七日，分取一合为三服；生八日至十五日，分取一合半为三服；生十六日至二十余日，或四十日，尽以五合为三服，十岁亦准此。得下即止，勿复服也。

【小儿伤寒】

【方药】麦门冬十八铢，石膏、寒水石、甘草各半两，桂心八铢。

【用法】上以水二升半，煮取一升半，分三次服。

【小儿寒热】

【方药】雷丸二十枚，大黄四两，黄芩一两，苦参、石膏各三两。

【用法】以水二斗，煮取一斗半，浴儿。

【小儿风寒】

【方药】防风、橘皮各三分，羌活、苏叶各二分，甘草一分，蝉蜕三枚，葱白一寸，生姜一片。

【用法】煎热服取汗。

【小儿自汗盗汗】

【方药】黄连、牡蛎、贝母各十八铢。

【用法】上捣筛，和粉一斤，粉儿身，极效。

【小儿小便不通】

【方药】车前子一升，小麦一升。

【用法】上二味，以水二升，煮取一升二合，去滓，煮粥服，日三四。

【小儿咽肿】

【方药】升麻、射干、大黄各一两。

【用法】水一升五合，煎取八合，一岁儿分三服，以敷肿上，冷更暖以敷，大儿以意加之。

【小儿喉痹】

【方药】桂心、杏仁各半两。

【用法】上二味为末，以绵裹如枣大。含咽汁。

【小儿唇肿】

【方药】桑木汁。

【用法】涂之，肿自渐消。

【小儿舌疮】

【方药】桑白汁。

【用法】涂乳与儿饮之。或以羊蹄骨中生髓和胡粉敷之，亦效。

【小儿发迟】

【方药】楸叶。

【用法】捣取汁，敷头上立生。或烧鲫鱼灰末，以酱汁和敷之，亦效。

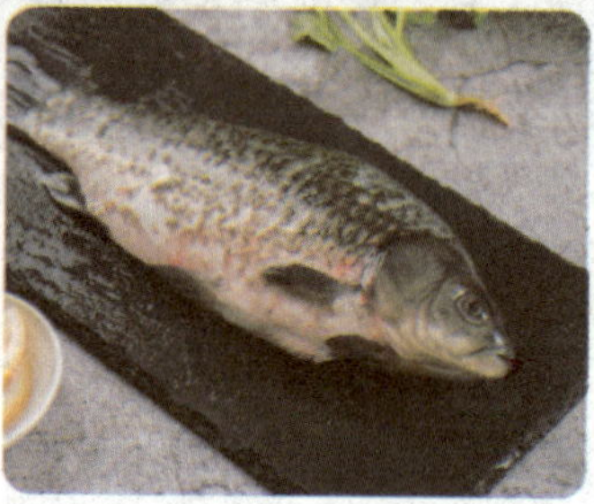

第六节　五官科妙方

眼科妙方

【虚火目痛】

【方药】熟地、茯苓、山药、山茱萸、丹皮、泽泻各三钱，白芍、当归、甘菊花各三钱，柴胡一钱。

【用法】以水煎服。

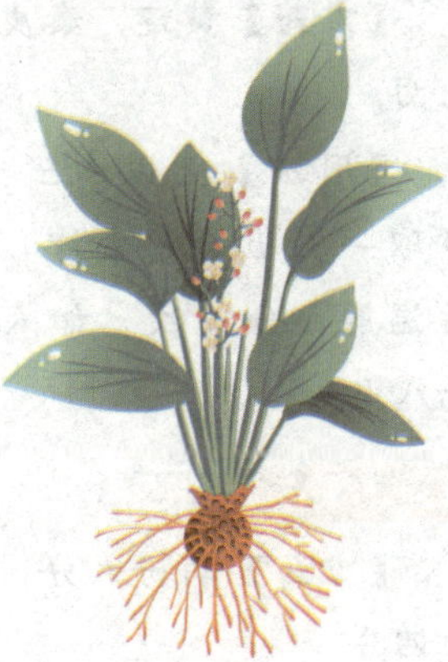

【有火目痛】

【方药】黄连一钱，红椒七粒，白矾三分，荆芥五分，生姜一片。

【用法】水煎半碗，趁热洗之，日凡七次，明日即愈。

【目痒】

【方药】煎成白盐三匙，乌贼鱼骨（去甲）四枚。

【用法】上二味以清酢浆水四升，煎取二升，澄清。每旦及晚洗眼。

【火眼赤烂】

【方药】艾叶适量。

【用法】烧烟，以碗覆

之，俟烟尽，由碗上将煤刮下，温水调化，洗眼即瘥。若入以黄连尤佳。

【目肿】

【方药】柴胡、栀子、白蒺藜各三钱，半夏、甘草各一钱。

【用法】水煎服。

【眼暴痛肿】

【方药】决明子一升，石膏（研）、升麻各四两，栀子仁一升，地肤子、茺蔚子各一两，苦竹叶、甘蓝叶各一升，芒硝二两，车前草汁一升二合，麦冬三升。

【用法】上以水二斗，

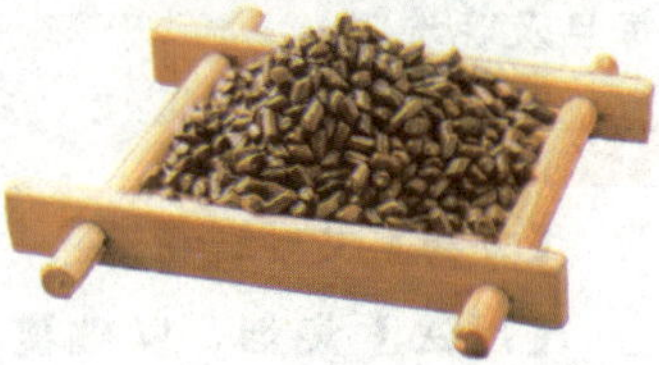

煮竹叶取七升二合，去滓，纳诸药，煮取四升，分为四服。每服相去可两食间，再服为度。小儿减药，以意裁之。

【眼赤】

【方药】蕤仁、黄芩、栀子仁、黄连、秦皮各二两，竹叶一升。

【用法】上以水五升，煮取一升六合，分三服。

【肝热眼赤】

【方药】黄连、秦皮各三两。

【用法】上以水三升，煮取一升五合，去滓，食后温服，分二次，如人行七八里。

【目赤累年】

【方药】胡粉六分，蕤仁四分。

【用法】先研蕤仁使碎，纳胡粉中，更热研。又捣生麻子为烛，燃使着。别取猪脂肪于烛焰上烧，使脂流下，滴入蕤仁、胡粉中。更研搅使均如饧，以绵缠细杖子，纳药内。承软点眼两眦，药须臾冷，还于麻烛上烧而用之。

【风眼下泪】

【方药】鸡舌香二铢，黄连六铢，干姜一铢，蕤仁一百枚，矾石（熬）二铢。

【用法】上捣为末，以枣膏和丸如鸡距，以注眼眦。忌猪肉。

【眼暗不明】

【方药】防风、细辛各二两，川芎、白鲜皮、独活各三两，甘草（炙）、橘皮（去脉）各二两，大枣（去核）二七枚，甘竹叶一升，蜜五合。

【用法】上以水一斗二升，煮取四升，去滓，下蜜，更煎两沸，分为四服。

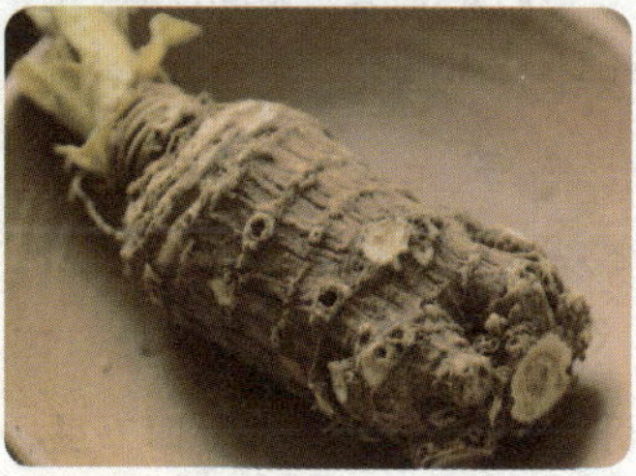

【眼中息肉】

【方药】驴脂，石盐。

【用法】上二物和匀，以之点眦，即瘥。

【青盲】

【方药】黄牛肝一具，土瓜根三两，羚羊角屑三升，蕤仁三两，细辛六两，车前子一升。

【用法】上六味药合肝于瓶中，春夏之月封之十五日，冬月封之二十日，出曝干，捣下筛，酒服方寸匕。

【白翳】

【方药】珊瑚、琥珀、玉屑、曾青、紫贝、朱砂、伏鸡子壳（去白皮），各等分。

【用法】研重筛为散。仰卧，以米许置翳上，四五度。

耳科妙方

【耳聋】

【方药】巴豆、杏仁各七枚，戎盐两颗，生地黄（极粗者）长一寸半，头发鸡子大（烧灰）。

【用法】上五味捣筛，以绵裹纳耳中，一日一夜，若小损即去之，直以物塞耳中，俟黄水及脓出，渐渐有效，不得更著。一宿后更纳，一日一夜还去之，依前。

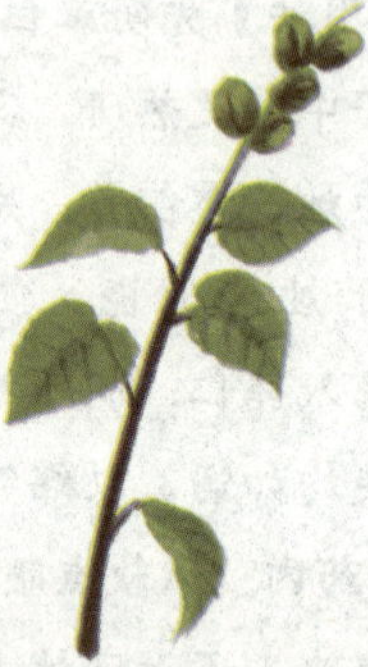

【久聋】

【方药】蓖麻子五分，杏仁四分，桃仁（去皮尖熬）四分，巴豆（去皮熬）一枚，石盐三分，附子（炮）、薰陆香各一分，磁石（研）、菖蒲各四分，蜡八分，通草二分，松脂二两半。

【用法】先捣菖蒲、石盐、磁石、通草、附子、薰

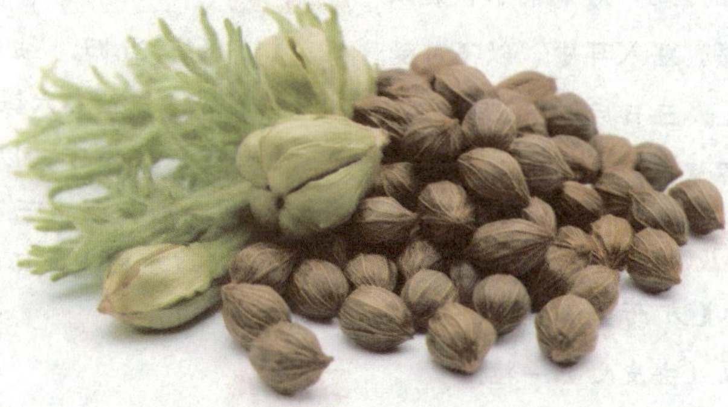

陆香成末。别捣蓖麻子等四味，乃纳松脂、蜡，捣一千杵。可捻作丸，如枣核大。绵裹塞耳中，日四五度，抽出别捻之。三日一易，以瘥为度。

【风聋】

【方药】生雄鲤鱼脑八分，当归、菖蒲、细辛、白芷、附子各六铢。

【用法】先将各药捣末，次以鱼脑合煎，三沸三下之，膏香为成，去滓候冷。以一枣核大纳耳中，以绵塞之，取瘥。

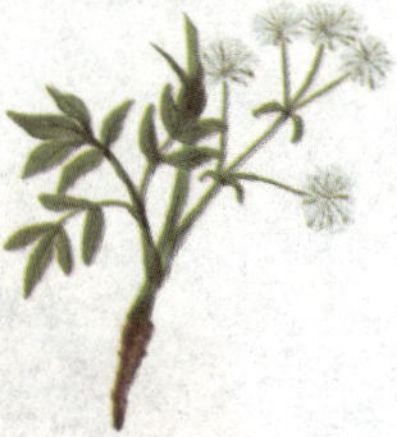

【肾虚耳聋】

【方药】鼠胆一具，龙齿一分，龙脑、麝香、朱砂各一分，乳香、樟脑各半分。

【用法】上研成极细末，

人乳为丸，大如桐子，裹以丝绵，塞入耳中，以不可受而止。三日后取出，耳目聪，永不复聋。

【病后耳聋】

【方药】菖蒲根一寸，巴豆（去皮心）一粒。

【用法】二物合捣筛，分作七丸，绵裹，卧即塞，夜易之，十日自愈。

【耳鸣】

【方药】当归、细辛、川芎、防风、白芷各六铢。

【用法】上为末，以鲤鱼脑八两合煎，三上三下，膏成去滓，取枣核大灌耳中，旦以绵塞耳孔。

【耳痛】

【方药】菖蒲、附子各一分。

【用法】上二味末之，

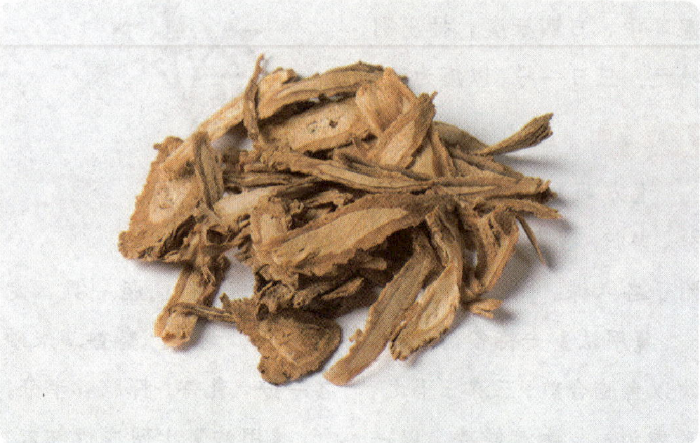

以麻油调和，点耳中，痛立止。

【耳痒】

【方药】生乌头一枚。

【用法】削如枣核大，塞入耳内，日换数次，三五日即愈。

【聤耳】

【方药】菖蒲一两，狼毒、附子（炮）、磁石（烧）、矾石（熬）各一两。

【用法】上捣筛，以羊髓和如膏，取枣核塞耳，以瘥为度。

【耳中有脓】

【方药】吴白矾（烧汁尽）八分，麻勃（思邈按：即大麻花）一分，青木香二分，松脂四分。

【用法】上四味捣末，先消松脂，后入药末，可丸如枣核，净拭以塞耳中，取瘥。

【耳烂有脓】

【方药】橘皮一钱，灯心（烧灰）一钱，龙脑一分。

【用法】共为末，和匀吹耳中。

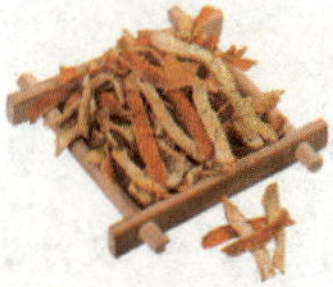

【耳中脓血】

【方药】鲤鱼脑一枚，鲤鱼肠一具（洗净细切），鲤鱼鳃三枚，乌麻子一升（熬令香）。

【用法】先捣麻子使碎，次用余药捣为一家，纳器中，微火熬，暖布裹敷耳，得两食顷开之，有白虫出。更作药．若两耳并脓出，用此为一剂，以敷两耳。若止一耳，分药为两剂。慎风冷。

【耳中出血】

【方药】生地一两，麦冬一两。

【用法】水二碗，煎取一碗，食后顿服。

【冻耳成疮】

【方药】生姜适量。

【用法】绞取汁，熬膏涂之。忌用火烘汤泡，犯之者则肉死。

鼻科妙方

【鼻中息肉】

【方药】通草、细辛、蕤仁、雄黄、皂荚（去皮子）各一分，白矾（烧）二分，礜石（泥裹烧半日研）三分，藜芦（炙）、地胆（熬）、瓜蒂各三分，巴豆（去皮）十枚，蔄茹、地榆各三分。

【用法】上十三味捣筛，以细辛、白芷煎汤，和散敷息肉上，又以胶清和涂之。

【鼻窒塞不通】

【方药】白芷、当归、川芎、细辛、辛夷、通草、桂心、薰草各三分。

【用法】上八味以苦酒渍一宿，用猪膏一升煎之，以白芷色黄为度，膏成去滓。取少许点鼻中，或绵裹纳鼻中。

【鼻塞多清涕】

【方药】细辛、蜀椒、干姜、川芎、吴茱萸、皂荚（去皮尖）、附子各三两，猪膏一升三合。

【用法】先将各药渍苦

酒中一宿，次以猪脂煎之，候附子色黄为止，膏成去滓。取少许点鼻中，或绵裹纳鼻中。

【鼻痈】

【方药】甘遂、通草、细辛、附子（炮）各一分。

【用法】上四味捣成末，以白雄犬胆丸少许，纳鼻中。

【肺寒鼻痈】

【方药】枣肉二升（取膏），杏仁（去皮尖研）、酥、姜汁、蜜、饧糖各一升。

【用法】上六味依常微火煎。每服一匙。

【鼻聋】

【方药】细辛、白芷、羌活、防风各五分，川芎、当归、橘皮、桔梗、茯苓各一钱，薄荷三钱，生姜三片。

【用法】水煎服。

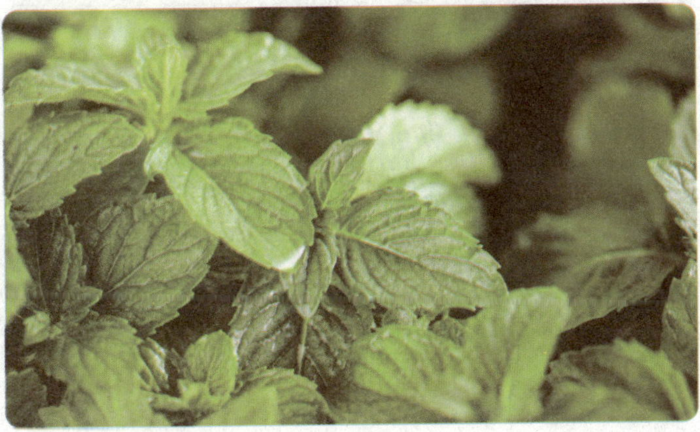

【鼻渊】

【方药】马兜铃五钱，麻黄三钱，五味子、甘草各一钱。

【用法】以水二碗，煎取一碗，加黑砂糖少许，卧时温服，即愈。如服药罔效者，灸眉心穴五壮自愈。

【鼻衄】

【方药】生地黄八两，黄芩一两，阿胶、甘草各二两，柏叶一把。

【用法】上以水七升，煮取三升，去滓纳胶，煎取二升半，分三服。

【鼻疮】

【方药】黄芩、半夏各二钱，天冬、麦冬、五味子各一钱五分，杏仁一钱，甘草五分。

【用法】用水二盅，加生姜三片，煎八分，食后服。

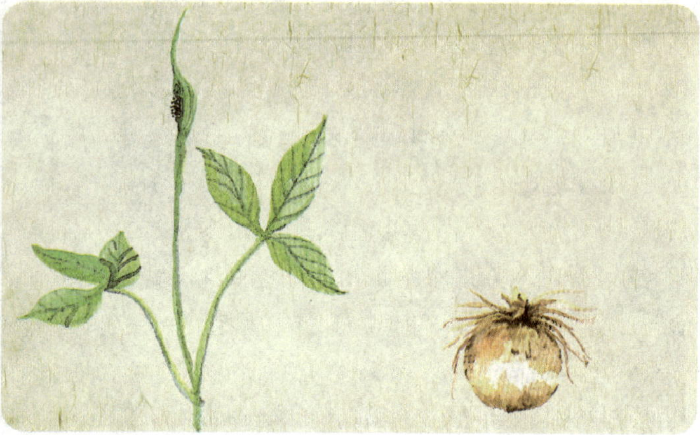

【鼻痔】

【方药】辛夷六分，黄芩、栀子、麦冬、百合、知母、石膏各一钱，升麻三分，甘草五分，枇杷叶三片。

【用法】以水二碗，煮取一碗，食后服。

【酒皶鼻】

【方药】麻黄、麻黄根各二两。

【用法】以头生酒五壶，重汤煮三炷香，露一夜。早晚各饮三五杯，至三五日出脓成疮，十余日脓尽，脓尽则红色退，先黄后白而愈。

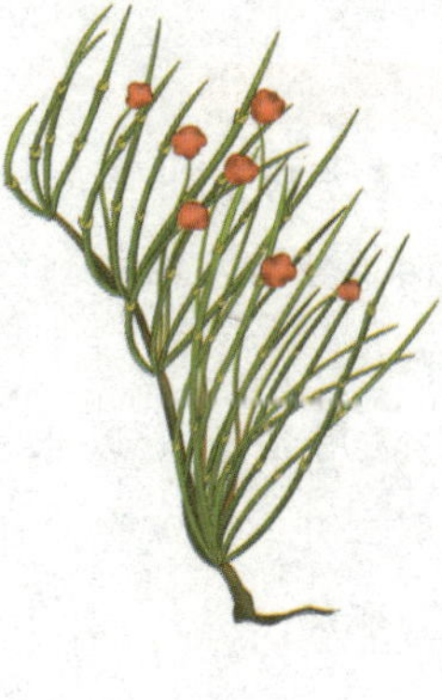

齿科妙方

【牙疼】

【方药】巴豆十枚（去心皮熬研如膏），大枣二十枚（取肉），细辛一两。

【用法】上三味，先将细辛研末，和前二味为丸，以绵裹着所痛处咬之。如有涕唾吐却，勿咽入喉中，日三。

【齿疼】

【方药】附子一分，胡椒、荜茇各二分。

【用法】上捣末，着齿疼上。又以散用蜡和为丸，置齿疼孔上。

【牙痛面肿】

【方药】蒴藋五两（以水五升煮取四升去滓），蜀椒、吴茱萸、独活、乌贼鱼骨、桃胶各一两，桂心半两，酒一合。

【用法】先将蜀椒等六味，以水二升，煮取八合，投蒴藋汁及酒，更煎取一小升，去滓含之，就病。

【风齿】

【方药】蜀椒二十粒，枳根皮、莽草、细辛、菖蒲、牛膝各二两。

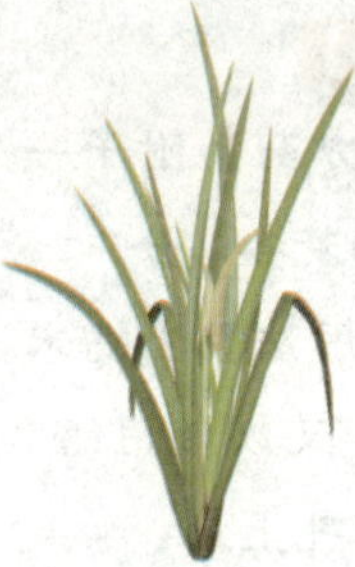

【用法】上六味，以水四升煮取二升，去滓细细含之。以瘥为度。未瘥更作，取瘥。又单煮独活一味，含之良。

【风齿根出】

【方药】石黛五分，细辛、棘刺、菖蒲、香附子、当归、青木香、胡桐律、干姜各四分，青葙子六分。

【用法】共捣为散，以半钱匕，绵裹，就齿痛处含之，勿停，瘥止。

【风齿口臭】

【方药】川芎、当归各三两，独活、细辛、白芷各四两。

【用法】上以水五升，煮取二升，去滓含。日三五度，取瘥。

【齿龈腐烂】

【方药】生地黄一斤，食盐二合。

【用法】二物捣和成团，用湿面包煨令烟尽，去面入麝香一分研匀，日夜贴之，不久自愈。

【龋齿根肿出脓】

【方药】白矾（烧）、熊胆各一分，蟾酥、雄黄、麝香各半分。

【用法】上为散，每用半钱，敷牙根。

【固齿】

【方药】青盐二两、白盐四两。

【用法】以蜀椒四两煎汁，拌盐炒干。日用擦牙。

【牙齿脱落】

【方药】青黛二两，雄黄、朱砂、莨菪子（熬）、青矾石、黄矾石、白矾石（并烧令汁尽）、附子（炮）、苦参、甘草（炙）、藜芦（炙）、细辛、麝香（研）各一两。

【用法】上捣筛为散，以薄绵裹如枣核大着患处，日三，瘥止。

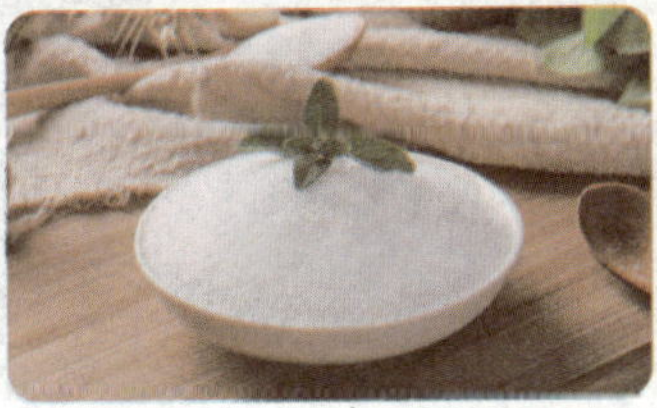

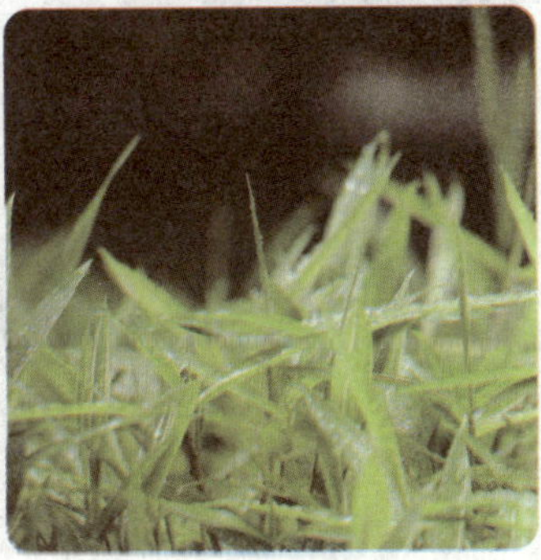

【齿间出血】

【方药】竹叶适量。

【用法】浓煮，着盐含之，冷吐。

喉科妙方

【喉疮】

【方药】生地黄五两，青竹茹、玄参、鸡苏各二两，茯苓、升麻、麦门冬（去心）各一两。

【用法】上以水八升，煮取二升五合，去滓，分三次服之。忌生冷、热面、炙肉、油酢。

【喉痒】

【方药】薄荷二分，麝香五厘（根据国家相关法

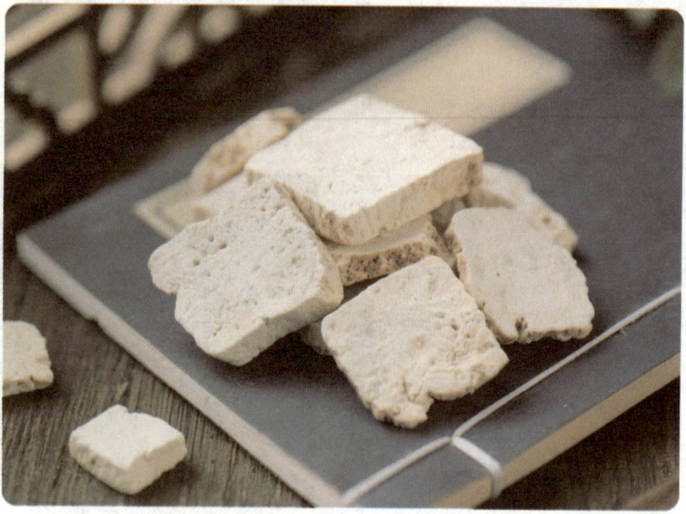

律法规要求，使用人工养殖麝香）。

【用法】研成细末，吹入喉中，俟吐出涎水碗许后，再以陈米二合，煎汤饮之。切不可先饮茶、酒、汤水，否则难治。

【喉烂】

【方药】铧蔷薇根适量。

【用法】浓煮汁，含漱之。冬用根，夏用枝叶。

【喉痹】

【方药】马蔺根一升，升麻、玄参各三两，瞿麦、通草、犀角（屑）各二两，射干十两。

【用法】以水八升，煮取二升，去滓，细细含咽。一日令尽，得破脓。

【急喉痹】

【方药】猪牙皂、白矾、黄连各等分。

【用法】瓦上焙干为末，以药半钱吹入喉中，少顷吐出脓血，立愈。

【客热咽痛】

【方药】薄荷、防风、玄参、甘草、黄芩（酒炒）、栀子各五分，桔梗、连翘各一钱，大黄（酒炒）、芒硝、牛蒡、荆芥各七分。

【用法】水煎，食后温服。

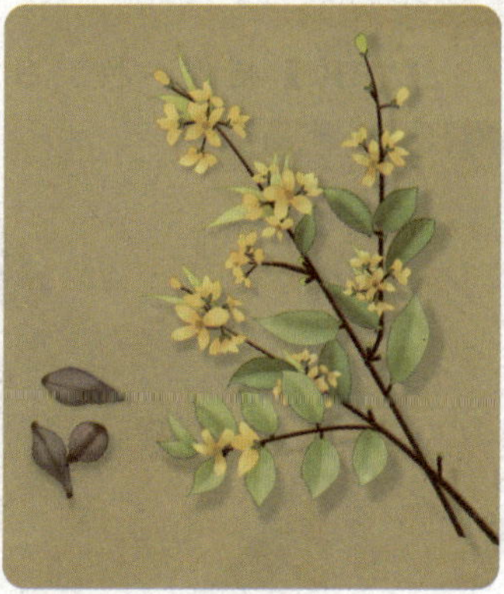

【客寒咽痛】

【方药】①母姜汁一升，酥、牛骨髓各一升；②桂心、秦椒各一两，防风一两半，川芎、独活各一两六铢。

【用法】②为末，纳姜汁中，煎取相淹濡，下酥、牛骨髓等合调，微火三上三下煎。平旦温清酒一升，下膏二合，即细细吞之，日三夜一。

【咽痛失音】

【方药】栝楼一枚，白僵蚕（去头炒）半两，甘草（炙）二两。

【用法】上为细末，每服三钱，温酒或生姜自然汁调下。或用绵裹噙化，咽津亦得，日两三服。

【咽喉妨闷】

【方药】厚朴（姜汁炙）、赤苓、紫苏各一两，半夏（姜制）一两半。

【用法】每服三钱，入生姜三片同煎，食后温服。

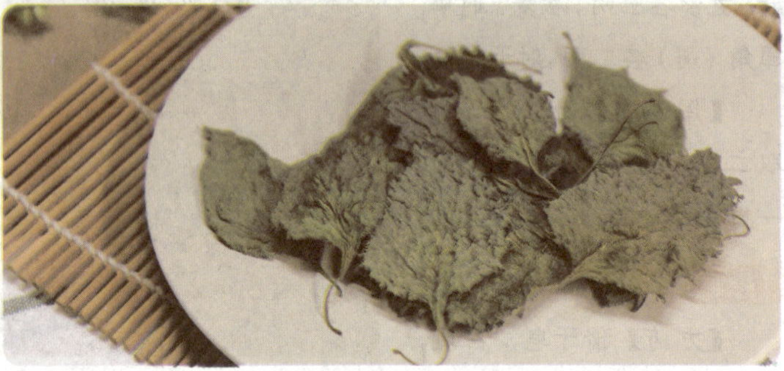

第七节　皮肤科妙方

面部诸病妙方

【面黑不白净】

【方药】白鲜皮、白僵蚕、白附子、川芎、鹰屎白、白芷、青木香、甘松香、白术、白檀香、丁香子各三分，冬瓜仁五合，白梅（去核）二七枚，瓜子一两，杏仁（去皮）三十枚，鸡子白七枚，大枣（去核）三十枚，猪胰三具，面三升，麝香三分。

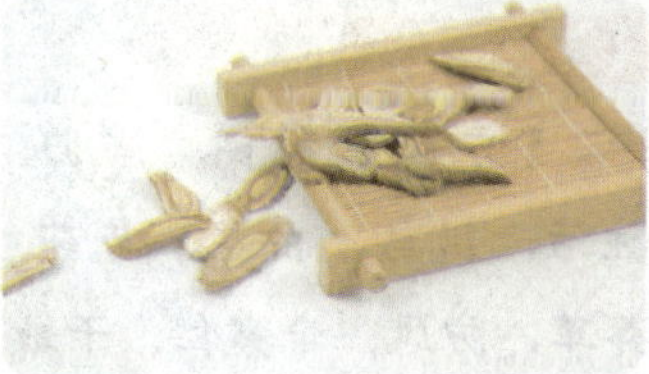

【用法】上二十味，先以猪胰和面曝令干；然后合诸药捣筛；又以白豆屑二升为散。旦用洗面手以上，面即洁白无瑕。

【面色晦暗】

【方药】羊脂、猪脂各一升，白芷半升，乌喙十四枚，大枣十枚，麝香少许，桃仁十四枚，甘草一尺（炙），半夏（洗）半两。

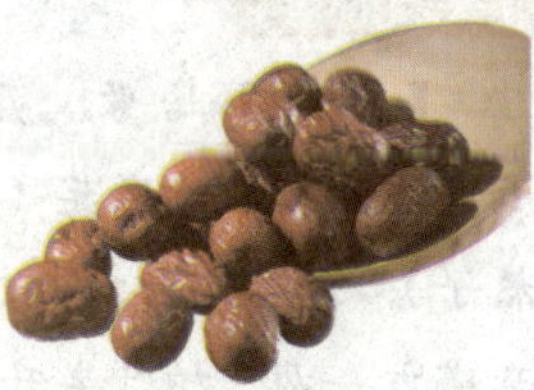

【用法】上九味合煎，以白芷色黄，去滓涂面，二十日即变，五十日如玉光润。

头发诸病妙方

【发色发黄】

【方药】大豆五升，醋浆水二升。

【用法】上二味煮取五升汁，淋之。

【头发发臭】

【用药】佩兰叶适量。

【用法】煎水沸之，可除发臭。

【头发脱落】

【方药】乌喙、莽草、石南星、续断、皂荚（去皮熬子）、泽兰、白术各二两，辛夷仁一两，柏叶半升，猪脂三升。

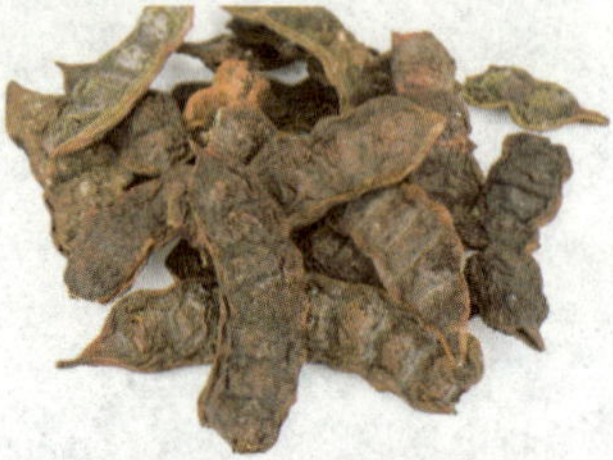

【用法】上十味，以苦酒渍一宿，以脂煎于东向灶釜中，以苇薪煎之，先致三堆土，每三沸即下致一堆土，候沸定，却上，至三沸。又置土堆上，三毕成膏讫，去滓置铜器中，数北向屋溜从西端至第七溜下埋之，三十日药成。小儿当刮头，日三涂；大人数沐，沐已涂之。

【发色黄白】

【方药】黄芪、当归、独活、川芎、白芷、芍药、莽草、防风、辛夷仁、干地黄、藁本、蛇含各一两，薤白半升，乌麻油四升半，马鬐膏二升。

【用法】上十五味，以微火煎三上三下，俟白芷黄色，膏成去滓，洗发讫后，涂之。

【发落不生】

【方药】蜀椒三两半，莽草二两，干姜、半夏、桂心、闾茹、附子、细辛各一两。

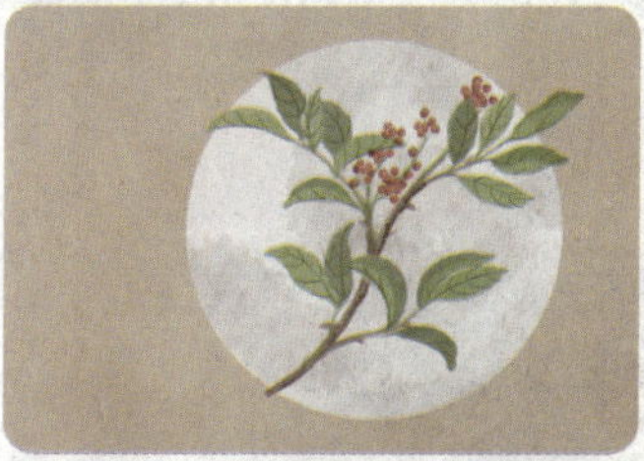

【用法】上八味捣筛极细。以生猪脂剥去筋膜，权取二十两，和前药合捣令消尽。药成，先以白米泔沐发令极净，每夜摩之。经四五日，其毛孔即渐生软细白皮毛。十五日后渐变作黑发。月余后发生五寸，即可停止。

特殊病种妙方

【足汗】

【用药】莱菔适量。

【用法】煎汁，时时洗之，自愈。

【痱子】

【用药】升麻适量。

【用法】煎服，并洗患处，自愈。

【脚缝出水】

【用药】黄丹三钱，花蕊石一钱。

【用法】共研细末掺之，即止水。

【足茧】

【方药】荸荠半枚。

【用法】贴患处，越宿，次夕续为之，凡五六次，茧自连根脱落。

【癣疮】

【方药】雄黄、硫黄各一两，羊蹄根、白糖、荷叶各一两。

【用法】上五味以后三种捣如泥，合前二种更捣，和调以敷之。若强少以蜜解之，令濡，不过三。

【疥疮】

【方药】黄连十四铢，藜芦十二铢，大黄一两，干姜十四铢，蔺茹十铢，莽草十二铢，羊踯躅十铢。

【用法】上药捣筛，以猪脂二斤，微火向东煎之，三上三下。膏成去痂，汁尽敷之。

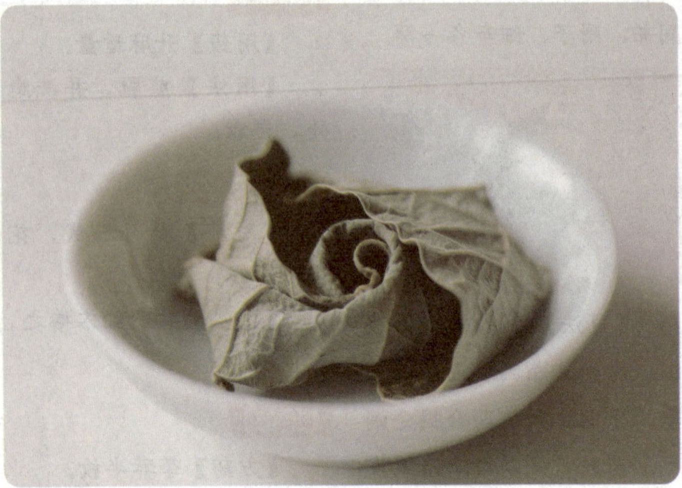

第八节　伤科妙方

伤筋损骨妙方

【伤筋】

【方药】旋覆草根。

【用法】取旋覆草根洗净，去土捣之，量疮大小，取多少敷之。

【筋骨俱伤】

【方药】干地黄、当归、独活、苦参各二两。

【用法】共捣末，酒服方寸匕，日三。

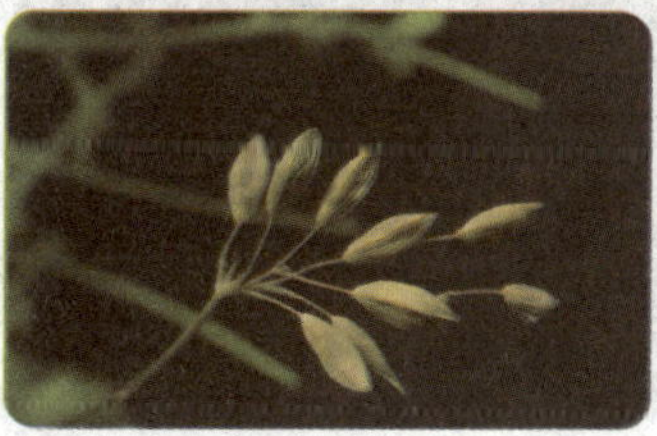

其他常见损伤妙方

【头额跌破】

【用药】白矾（煅令汁尽）、五倍子各适量。

【用法】上二味等分研和，敷伤处，血即止而不流。

【折腕瘀血】

【方药】大黄六两，桂心二两，桃仁（去皮）六十枚。

【用法】上三味以酒六升，煮取三升，分三服，当下血，瘥止。

【被击有瘀】

【方药】大黄二两，桃仁（去皮尖熬）、虻虫（去足翅熬）各二十一枚。

【用法】上捣散，蜜和丸，四丸即纳酒一升，煎取七合，服之。

【伤腰】

【方药】续断、大黄、破故纸、没药、红花、赤芍、当归尾、虎骨各二钱，鲮鲤甲、刘寄奴、自然铜（火煅醋淬）各一钱，线瓜络半枚。

【用法】上以水和酒合煎，温服，极效。

【堕伤瘀血】

【方药】蒲黄十分，当归、干姜、桂心各八分，大黄十二分，虻虫（去足翅熬）四分。

【用法】上捣散，空腹酒服方寸匕，日再。渐增至匙半，以瘥为度。又方煮大豆或小豆令熟，饮汁数升，和酒服之，弥佳。

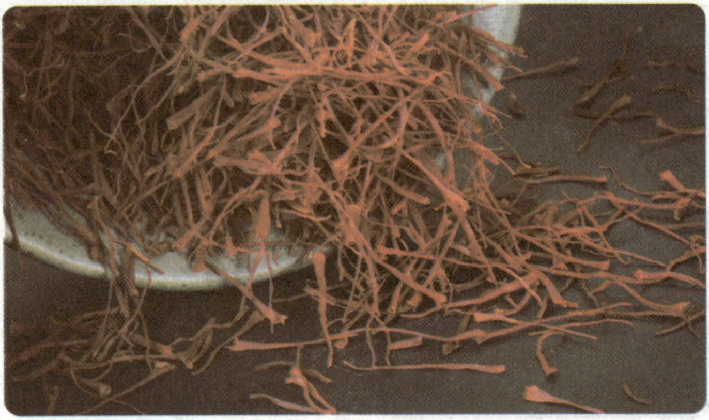

【破口伤】

【方药】血竭二钱五分，没药五钱，龙骨（五花者）二钱（俱另研），灯心草一束，苏木二钱，桔梗五分，降真香四钱（同苏另研），当归三钱，鸡一只（连毛用醋煮熟烂，捣作团）。

【用法】混合均匀以黄泥封固，文火煅干为末；再取红花二钱，另焙为末。共为细末，掺于创口，立能止血。

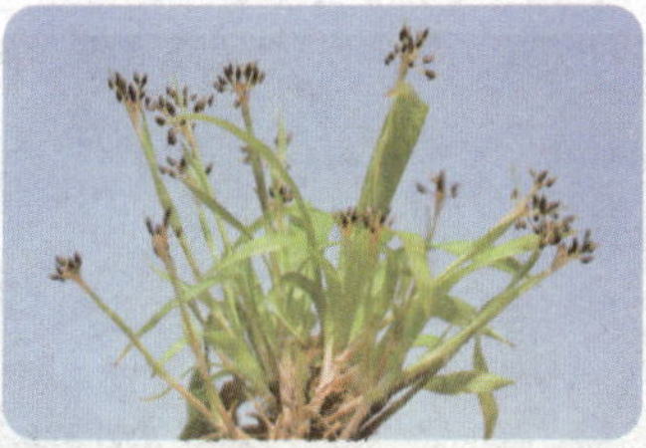

【破伤风】

【方药】南星，防风，白芷，天麻，白附子，羌活。

【用法】上等分为末，每服二钱，热酒一盅调服。更敷伤处。牙紧反张者，每服三钱，热童便调服。虽内有瘀血者，亦愈。若已昏死，苟心腹尚温者，连进三服，亦可保全。

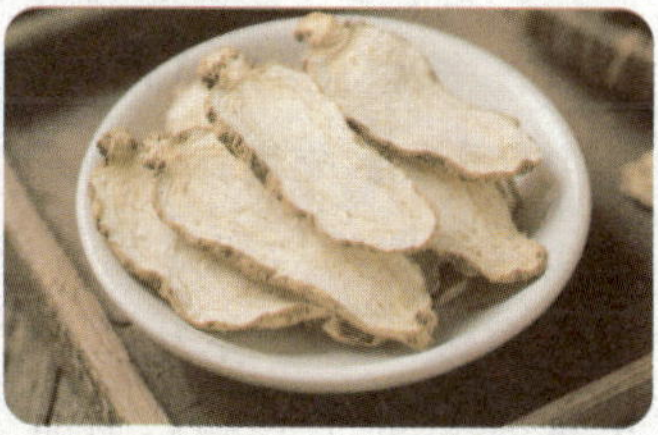

【跌打损伤】

【方药】三七、大黄、牡丹皮、枳壳、大小蓟各三钱，当归、白芍、生地黄各五钱，红花一钱，桃仁十四枚。

【用法】水酒各半，煎八分服。

第九节　结毒科妙方

秽疮妙方

【秽疮风毒】

【方药】土茯苓三斤，生黄芪一斤，当归八两。

【用法】先以水三十碗，将土茯苓煎汤，取黄芪、当归拌匀微炒，干磨为末，蜜为丸。白汤下三钱，日三，一剂当效。

【秽疮结毒】

【方药】麦冬三两，甘草一两，桔梗、黄芩、连翘、贝母、寒水石（研细末）各三钱，土茯苓、夏枯草各二两。

【用法】先以水三升，

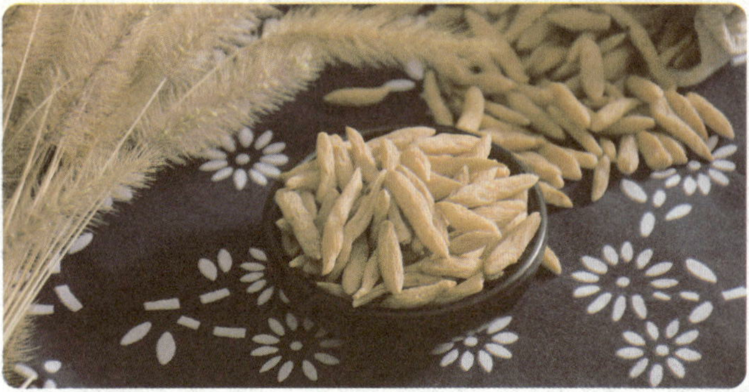

煎各药得一升半，乃调寒水石末温服。

【秽疮鼻柱将落】

【方药】人参、桔梗、甘草各一两，麦冬、金银花各三两，紫苏叶五钱。

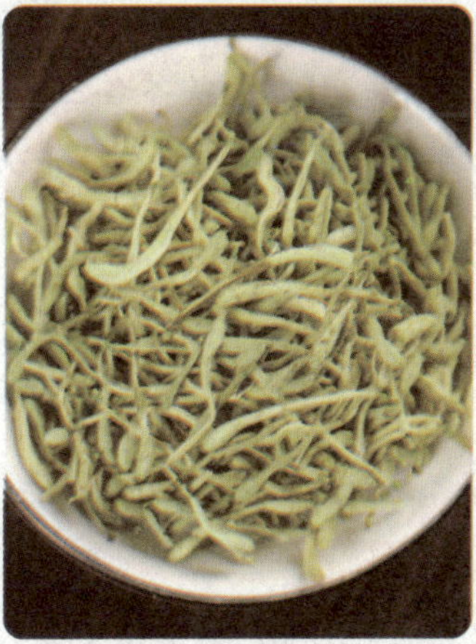

【用法】水五碗，煎取一碗。

【秽疮前阴腐烂】

【方药】金银花半斤，土茯苓四两，当归、熟地黄各二两，黄柏一两，山茱萸三钱，肉桂二钱，北五味子一钱。

【用法】上捣末，每日沸水调服一两，其功效能阻止前阴溃烂。

【秽疮成圈】

【方药】人参、茯苓、甘草各二钱，当归、白术、黄芪各三钱，熟地黄、土茯苓各五钱，川芎一钱，柴胡五分，肉桂三分。

【用法】上以水煎服，约十剂。

【秽疮生癣】

【方药】天花粉、威灵仙、胡麻、槐角、甘草各二钱，生地黄、麦冬各三钱，天冬三钱，当归、黄芪各五钱，柴胡、乳香末、川芎各一钱，荆芥一钱五分。

【用法】上以水煎服，约需十剂。

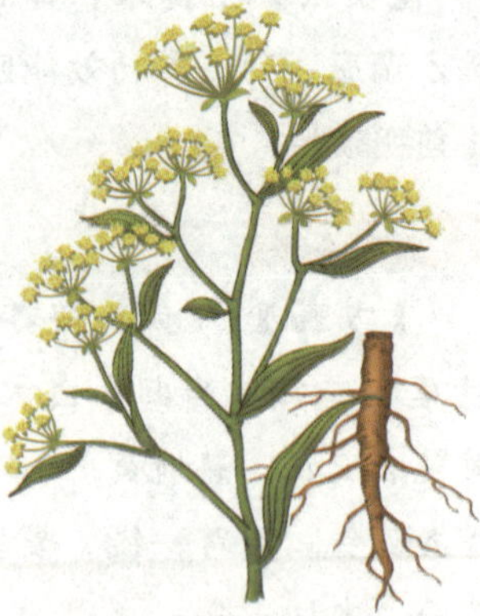

【翻花秽疮】

【方药】黄芪一两，土茯苓二两，白芍、茯苓各五钱，人参、甘草各三钱，当归、白矾各二钱。

【用法】水煎服四剂，重者十剂。

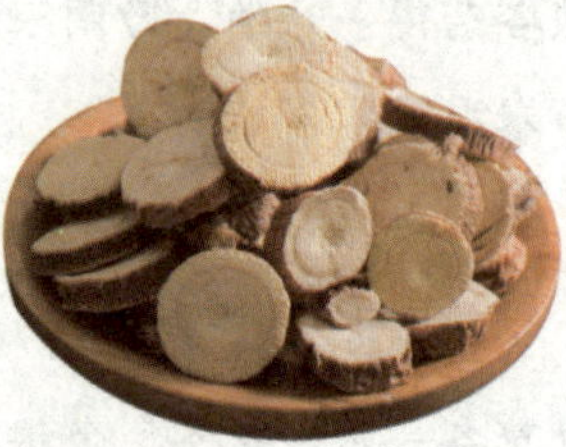

【阳性秽疮】

【方药】人参、白术各五钱，甘草、茯苓各三钱，半夏一钱，陈皮五分，土茯苓、金银花各一两。

【用法】上以水煎服，十余剂瘥止。

治浊妙方

【白浊】

【方药】桑螵蛸（炙），白龙骨。

【用法】上二味等分为末，空腹服盐汤下二钱，日三服。

【赤浊】

【方药】菟丝子，麦门冬。

【用法】等分为末，蜜丸梧子大，盐汤下，每服七十丸。

【赤白浊】

【方药】石菖蒲，萆薢，益智仁，乌药各一两。

【用法】上四味水煎八分，温服。

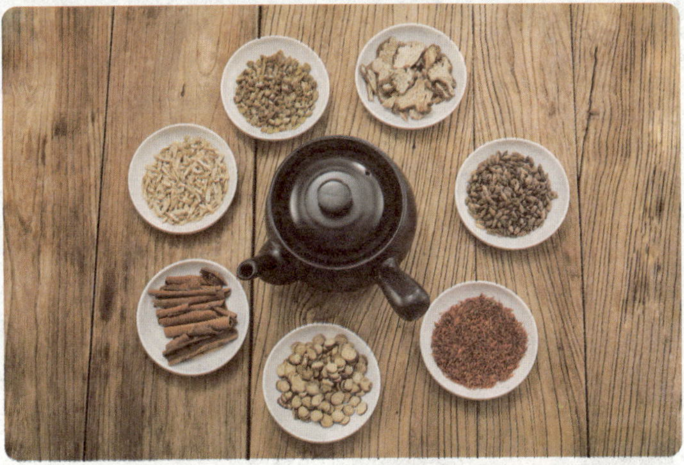

第十节　家传妙方

【久病大便不通】

【方药】熟地黄、玄参、当归各一两，川芎五钱，火麻仁一钱，大黄一钱，桃仁十个，红花三分，蜜一碗。

【用法】水煎服。

【驻颜祛病】

【方药】何首乌（即交藤根赤白者佳）用一斤，茯苓五两，牛膝二两。

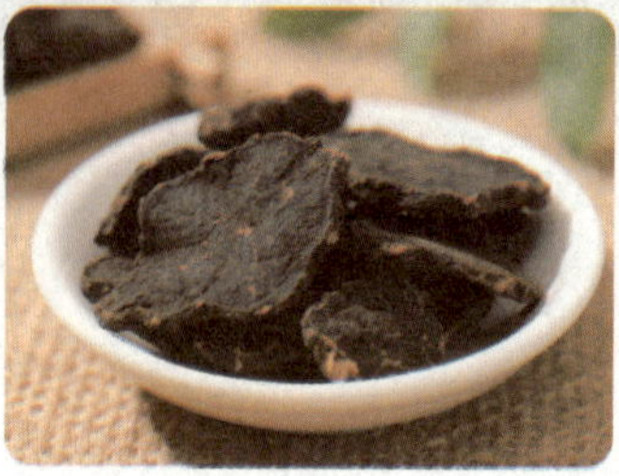

【用法】上末之，蜜为丸。酒下三十丸。忌食猪羊血。

【五官虚气】

【方药】麻黄一两（水煮焙干为末），天南星七个（炮），黑附子三个（炮），地龙七条（去土）。

【用法】先将麻黄末入酒一升，熬成膏，入余药为丸，如弹子大。每日食后及临睡时用酒化一两，服下汗出即效。

【伤寒冒风】

【方药】甘草、石膏、白术、五味子各一两，干姜三分（炮）。

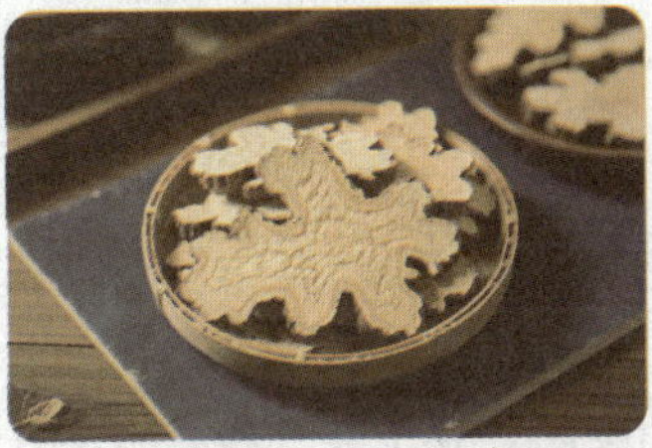

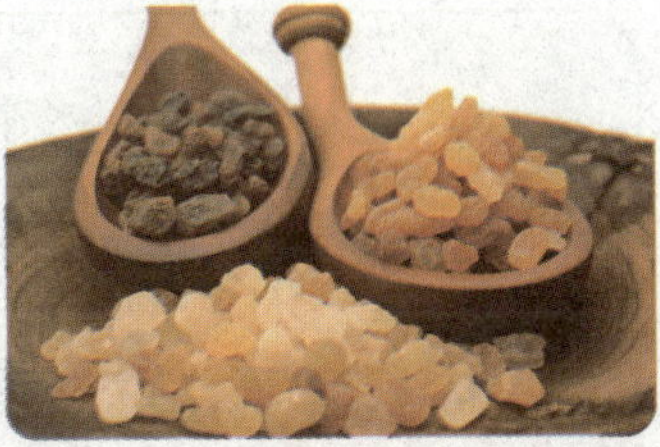

【用法】上同为细末，每服以药二钱，加水一盏。入生姜两片，枣子一个，同煎至七分。去滓温服。中满以盐煎，伤风头痛加荆芥煎。

【去腐生肌】

【方药】乳香、没药、血竭、儿茶、三七各二钱，冰片一钱，麝香二分（根据国家相关法律法规要求，使用人工养殖麝香）。

【用法】热则加黄连一钱；有水则加煅龙骨一钱；欲速收口则加珍珠一两，或加蟹黄（法取圆脐螃蟹蒸热取黄晒干收用）二钱；为末掺用。或以前七药加豚脂半斤，蜂蜡一两，稍温用棉纸拖膏，贴痈疽破烂处。若系杖伤则三七须倍之。

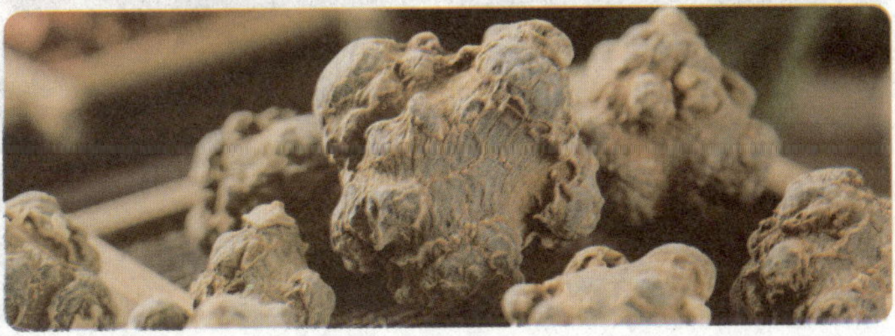

第十一节　奇症妙方

【鼻中生红线】

【方药】硼砂、龙脑各一分。

【用法】研末，以人乳调之，轻点在红线中间。

【耳中蚁斗】

【方药】白芍、熟地黄、山茱萸各三两，麦冬一两，柴胡、栀子各三钱，白芥子一钱。

【用法】水煎服，数剂后，战斗之声渐远，一月而愈。

【遍身奇痒】

【方药】人参一两，当归三两，荆芥三钱。

【用法】水煎服三剂，

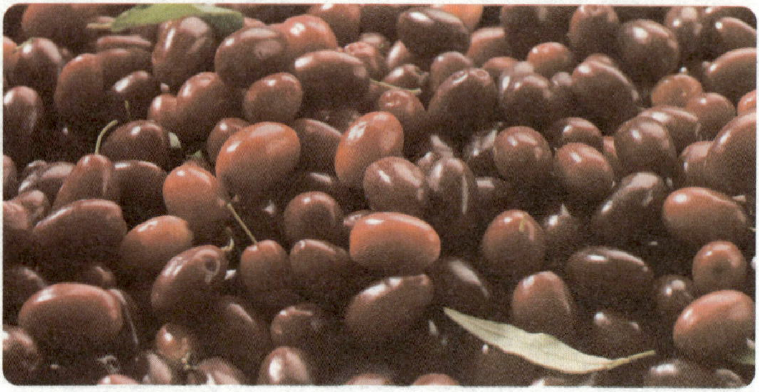

必效。

【鼻大如拳】

【方药】黄芩、甘草、麦冬、天花粉各三钱，桔梗、天门冬各五钱，紫菀二钱，百部、紫苏各一钱。

【用法】水煎服，四剂自消。

【舌缩不出】

【方药】人参三钱，白术五钱，附子、肉桂、干姜各一钱。

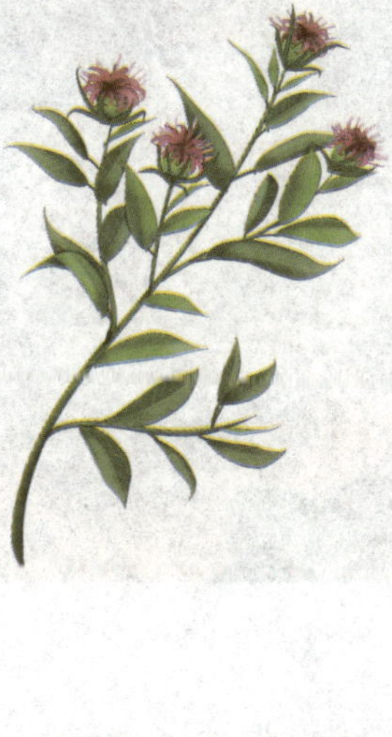

【用法】水煎服，一剂，舌自舒。

【男子乳房肿】

【方药】金银花、蒲公英各一两，天花粉、白芥子各五钱，茯苓、白芍、通草各三钱，柴胡二钱，木通、炒栀子各一钱，附子八分。

【用法】水煎服。

【指甲脱落】

【方药】熟地黄、山茱萸、山药、茯苓、丹皮、泽泻、柴胡、白芍、破故纸各三钱。

【用法】水煎服。

【肠胃瘙痒】

【方药】柴胡、炒栀子、天花粉各三钱，甘草二钱，白芍一两。

【用法】水煎服。

【水湿生虫】

【方药】薏苡仁、芡实各一两，白芷五钱，生甘草、黄芩各三钱，防风五分，附子三分。

【用法】水煎服，即愈。

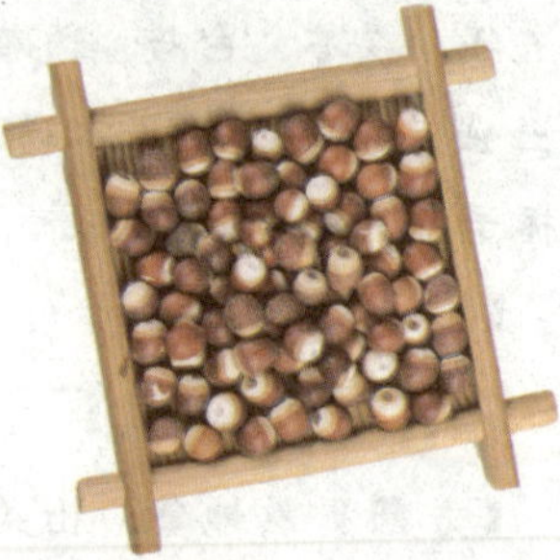

【指缝生虫】

【方药】黄芪、熟地黄、薏苡仁各五钱，茯苓、当归、白芍、生甘草、白术各三钱，人参、柴胡、荆芥、川芎各一钱。

【用法】水煎服，四剂后，血即不流。

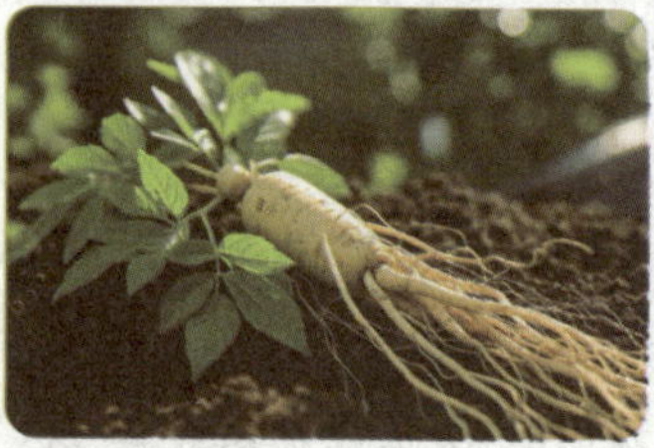

【耳内长肉】

【方药】硼砂、龙脑各一分。

【用法】研和点之，立化为水。

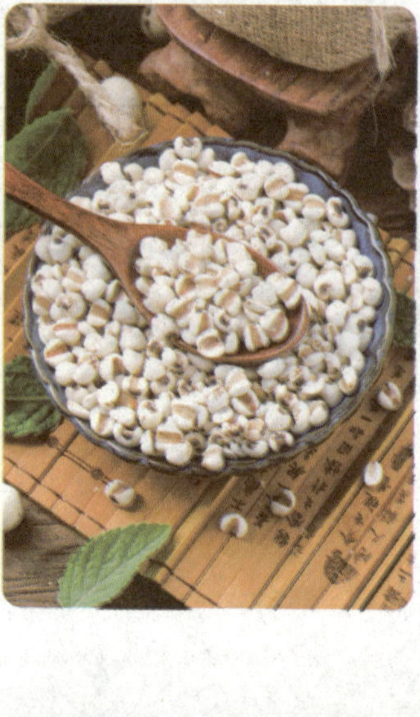

第十二节　养生妙方

【轻身】

【方药】茯苓、桂心各适量。

【用法】上二味等分为末，炼蜜和酒，服如鸡子黄许大，一日三丸，一日服三次。

【延年补脑】

【方药】雷丸、防风、柏子仁各适量。

【用法】上三味，等分为末，酒服方寸匙，日三。六十岁以上人亦可服二匙。久服延年益精补脑。未满六十岁太盛，勿服。

【补虚】

【方药】肥大猪肚一具，人参五两，椒一两，干姜一两半，葱白七两（细切），粳米半升（熟煮）。

【用法】上五味和匀，纳猪肚中，缝合勿令泄气。以水一斗半，微火煮令烂熟，空腹食之，兼少与饮。

【虚劳】

【方药】黄芪、柏子仁、天门冬（去心）、白术、干地黄、远志（去心）、泽泻、薯芋、甘草（炙）、人参、石斛、麦门冬（去心）、牛膝、杜仲（炙）、薏苡仁、防风、茯苓、五味子、茯神、干姜、丹参、肉苁蓉、枸杞子、车前子、山茱萸、狗脊、萆薢、阿胶（炙）、巴戟天、菟丝子、覆盆子各一两。

【用法】上各一两，捣筛，蜜和丸。酒下十丸，日稍加至四十丸。性冷者加干姜、桂心、细辛各二两，去车前子、麦门冬、泽泻；健忘者加远志、菖蒲各二两；患风者加防风、独活、川芎各二两；老人加牛膝、杜仲、萆薢、狗脊、石斛、鹿茸、白马茎各二两。无问长幼，常服勿绝。百日以内。慎忌饮食，切禁生冷、油腻、鸡、鱼等。

【除气】

【方药】牛乳三升，荜拨半两为末。

【用法】上二味置铜器中，取水三升，和乳合煎，空腹顿服，日三服，七日除。本剂能除一切气，慎面、猪、鱼、鸡、蒜、生冷。

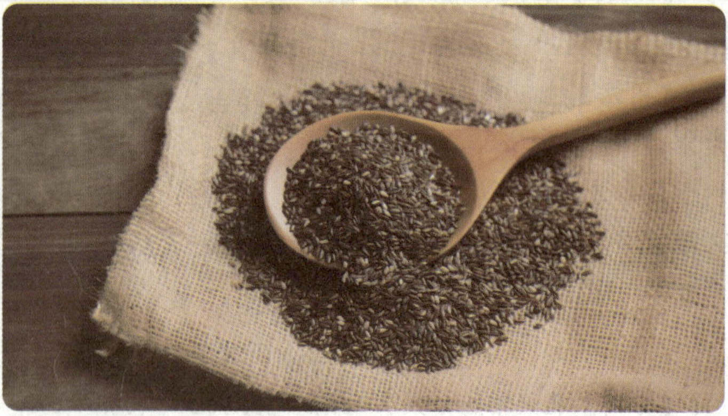